她坐着轮椅来到这儿的时候，情况已经非常严重了。只要一下地走路，她的胸口和腿部便会感到阵阵剧痛。然而，仅仅过了三个星期，她不仅摆脱了轮椅，每天还能走上十五公里。”[4]

随着我渐渐长大，我开始明白祖母近乎奇迹般的康复过程究竟有多么重要。只要不再摄入堵塞动脉并引发心脏病的食物，我们的身体就可以开始自然痊愈。我下定决心，要将这辈子奉献给向世人传播基于实证的饮食方式这一事业。我希望在我的帮助下，您的家庭也会出现当年我的家庭所发生的奇迹。

NutritionFacts.org是我做的一个非盈利网站。我会尽力通读每一份世界上有关营养的英文研究期刊，这样像您这样的大忙人就不必如此了。网站上的视频内容涉及2000多个健康和营养方面的主题，免费观看、没有广告，也不会向您销售任何产品。此外，网站上每天都会更新视频和文章，内容都是基于实证的营养学的最新成果。我当年学医的时候，拥有一个类似的网站曾经是我的梦想。

如果您从小到大都吃的是西式饮食，转而采用健康的饮食方式可以带来巨大的改变，至少对我来说是这样的。好在我29年前，还没有出现任何明显的健康问题之前，就已经放弃了西式饮食。回首往昔，我认为这是我人生中最正确的一项决定。健康饮食没有您想象中那么难，成本也并不高昂；而且，它还可能拯救您的生命。

您真诚的朋友，

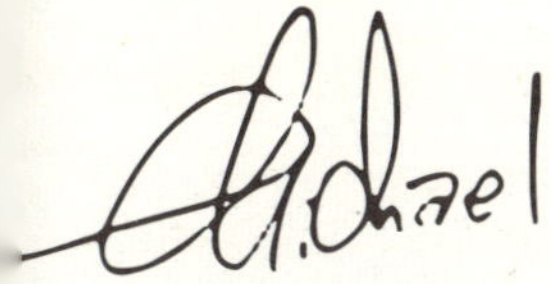

迈克尔·格雷格医生

NutritionFacts.org 创办人

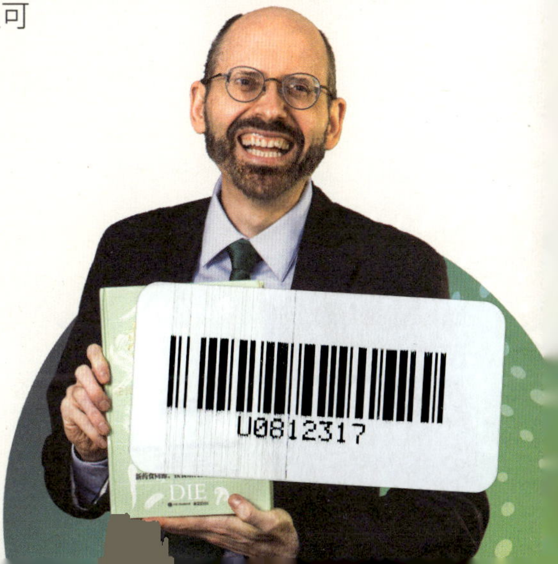

“红绿灯饮食”

最健康的饮食结构当中，未加工的全食物和植物性食物占比应尽可能大，加工食物和动物性食物的占比应尽可能小。“红绿灯饮食”这一方案可以帮助您在饮食结构中尽可能添加健康的食物，并尽可能减少不那么健康的食品摄入（即含钠、额外的糖分、反式脂肪、饱和脂肪和胆固醇等物质的食品）。和马路上的红绿灯一样，“绿灯”食物代表“可以添加”，“黄灯”食物代表“慎重添加”，而“红灯”食物代表“下肚之前要三思”。

尽可能多摄入“绿灯”食物，尽可能少摄入“黄灯”食物，尽可能不吃“红灯”食物，并养成一个天天坚持的习惯。您可以想象一下过山车：坐过山车是为了游玩，而不是为了旅行。摄入垃圾食品与之类似，您可以把它当作为了游玩在吃东西。垃圾食品可以给您的味蕾一时的快感。然而，一辈子坐过山车对身体不好，长期吃“红灯”食物也是一样的道理。偶尔在特殊场合吃一下就可以了。

> **“全有全无”思想的问题在于，这种想法使人无法踏出第一步。**

若是只要一想到以后再也没有炸鸡吃了，就使您驻足不前无法踏出健康饮食的第一步，那就把目标缩小成“炸鸡减量”。我们的日常饮食才是对我们全身健康影响最大的因素。特殊场合的饮食和每天日常的饮食比起来，对健康的影响微不足道。只要没有习惯性地对身体造成伤害，那么您的身体就可以从零星的伤害当中神奇恢复。思想不要太绝对，不要把吃和不吃完全对立起来，而要让“绿灯”食物和更加健康的饮食选择占据主流。

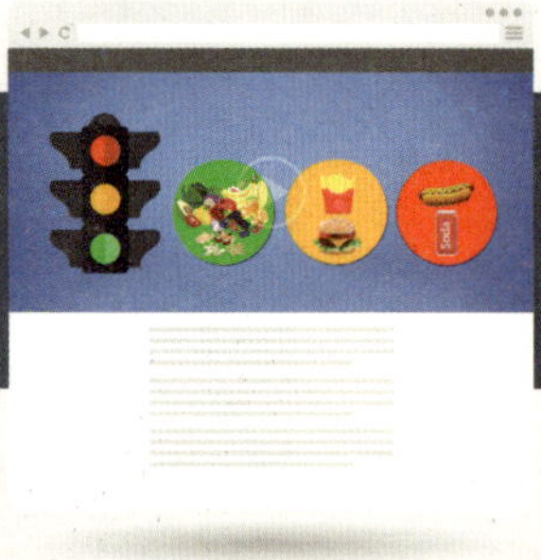

“红绿灯饮食”

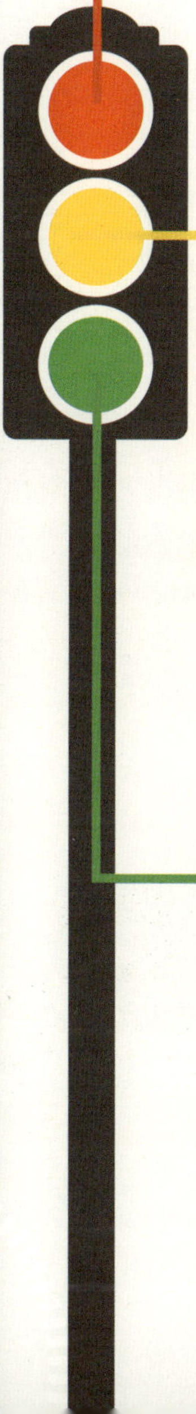

“红灯”食物

深加工食物和加工过的动物性食物，如白米、饼干、薯片、糖果、汽水、热狗、培根、午餐肉、炸鸡、香肠和食用油。

理想条件下，这些食物都应该避免接触。和现实世界的闯红灯一样，您可以偶尔越一次线，但肯定不愿意习惯性地违反规则。

注：白米不仅是一种加工食物，而且其中砷含量较高，或许会加重患癌的风险。将每日摄入白米的三分之一换成糙米，糖尿病风险可以降低16%，而将等量的白米换成如燕麦、大麦等全谷物，效果会更好！也就是说，其他类型的谷物的砷含量只有白米的十分之一，造成的患病风险也更低。如果您家里只有大米一种谷物可以吃，那么您可以用烹调意大利面的方式，加入大米十倍的水来烹调米饭，烹调完成后滤净多余的水分，如此也可以帮助降低大米中的砷含量。

“黄灯”食物

加工过的植物性食物和未加工的动物性食物，如面包、牛排等。

理想条件下，“黄灯”食物的摄入越少越好，其理想作用是将“绿灯”食物的摄入最大化。

“绿灯”食物

未加工的植物性食物，即最接近自然界存在形态的食物，如全谷物、豆科植物、坚果、种子、水果、蔬菜，以及药草和香料。

未加工的植物性食物含有的保护性营养素通常较高，而加工过的食物更易含有致病因素。在“红绿灯饮食”方案当中，您可以把“未加工”这一概念等同于没有添加有害物质、也没有去除有益物质。

每日饮食十二清单

基于可用的最佳证据，格雷格医生制订了这份每日饮食十二清单。该清单本身并非饮食计划，亦不是饮食安排，它的作用是激励您在您的饮食中添加最健康的食物。清单中貌似含有很多勾选项，然而一次性勾掉好几项也并非难事（如第11页和第12页的参考菜谱）。

该清单可以协助您反思如何改善一日三餐的营养。例如，您可以自我反思，在这顿饭里加一点亚麻籽或者核桃行不行？加点豆子、加点绿色蔬菜好不好？此外，该清单也可以协助您设计更加平衡的膳食结构。您一定要清楚，该清单只是平衡膳食设计的一种途径，而非唯一途径。

该清单只提供最低限度的参照指南，使用时您可以自由添加其他类型的“绿灯”食物。运动员、青春期人群、孕期和哺乳期妇女以及身体活动比较频繁的人群可能需要在该清单中添加食物种类，以满足对应的能量需求。如果您对适当满足需求有任何疑问，请联系有资质的饮食管理师。

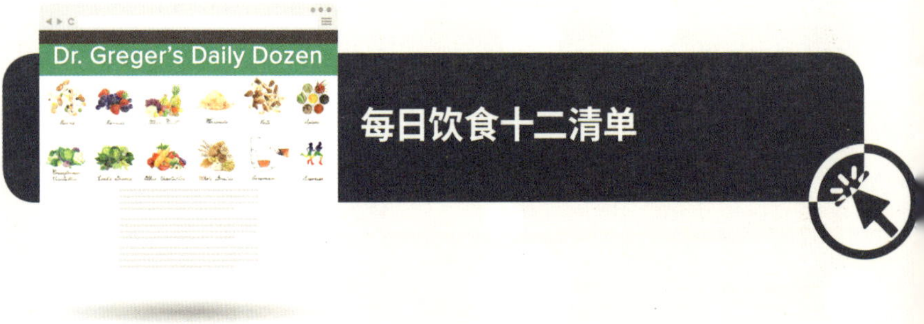

在理想情况下，为了实现最佳的身体条件和最长的寿命，每日应该规律食用的食物。

豆类 ☑☑☑
每日三份
一份为75克烹煮过的豆类，或60克豆泥

浆果类 ☑
每日一份
一份为60克新鲜或冰冻的浆果，或40克浆果干

水果 ☑☑☑
每日三份
一份为一个中等大小的水果，或40克水果干

十字花科蔬菜 ☑
每日一份
一份为30～80克碎末，或一小匙辣根

绿叶菜 ☑☑
每日两份
一份为60克生蔬菜，或90克熟蔬菜

其他蔬菜 ☑☑
每日两份
一份为75克无叶蔬菜

亚麻籽 ☑
每日一份
一份为一大匙亚麻籽粉

坚果&种子 ☑
每日一份
一份为30克坚果，或两大匙坚果酱

全谷物 ☑☑☑
每日三份
一份为100克热麦片，或一片面包

香料 ☑
每日一份
一份为四分之一小匙姜黄粉

锻炼 ☑
每日一次
中等强度运动90分钟，或剧烈运动40分钟

饮料 ☑☑☑☑☑
每日五份，一份350毫升
可以是水、绿茶或洛神花茶

注：1大匙为15mL，1小匙为5mL。1杯为240mL。

小贴士：如何将每日饮食十二清单中的食物添加到日常饮食中

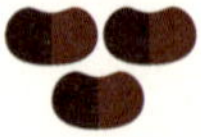

豆类：可添加到汤、沙拉和酱料中。

可把豆类加到每天早上喝的粥里，也可以往汤里加豆渣和蔬菜，让汤更加浓稠。

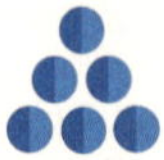

浆果类：可以加进果昔、燕麦片和沙拉里。

像小米粥这样的全谷物菜肴和枸杞搭配效果非常好。

其他水果：可以加进果昔、沙拉、燕麦或全谷物沙拉里。

可以用冻香蕉做成一款美味的“绿灯”冰淇淋。也可以把肉桂和苹果一起烤制成派。

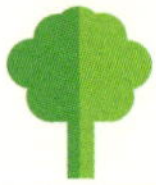

十字花科蔬菜：可以加进汤、沙拉、意大利面等菜肴之中。

用上海青来煮汤是个很不错的选择，还可以往您最爱的意大利面里加点西蓝花和羽衣甘蓝。

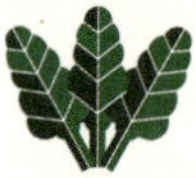

绿叶菜：任何一顿饭、任何一顿加餐都可以加。

果昔、汤、炖菜、意大利面、三明治，统统不成问题。要吃100多克生羽衣甘蓝貌似有点可怕，那就把它切碎煮熟，混在其他食物里面一起吃。

其他蔬菜：可以加进汤、沙拉、炖菜、三明治里，其他的地方也可以用！您甚至可以试试把蔬菜加到果昔里。

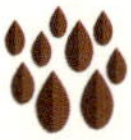

亚麻籽：可以把碾碎的亚麻籽混进燕麦片、果昔和自制沙拉酱里，吃饭前在餐食上撒一点也可以。

坚果和种子：可以加进燕麦片、沙拉、果汁和意大利面里。

腰果、葵花籽和芝麻可以混进浓稠的酱料里。

药草和香料：可以把四分之一小匙的姜黄粉加进果昔、燕麦片以及其他咸味的菜里。
要是您想开发新菜品，可以把姜黄粉和腰果、去核枣用搅拌机搅拌过后一起喝。咖喱和汤里也可以加。

全谷物：早上除了吃平时吃的东西以外，可以再来一碗荞麦或藜麦。此外，还可以在汤和沙拉里添加全谷物，比如大麦、荞麦、藜麦、燕麦、小米，等等。

饮料：水、绿茶和洛神花茶是最健康的三种饮料。

锻炼：走路、跑步、骑车、游泳、划船、有氧运动、跳舞、武术、竞技体育、瑜伽、太极拳。选一个您喜欢的、安全的锻炼方式，然后就开始吧！

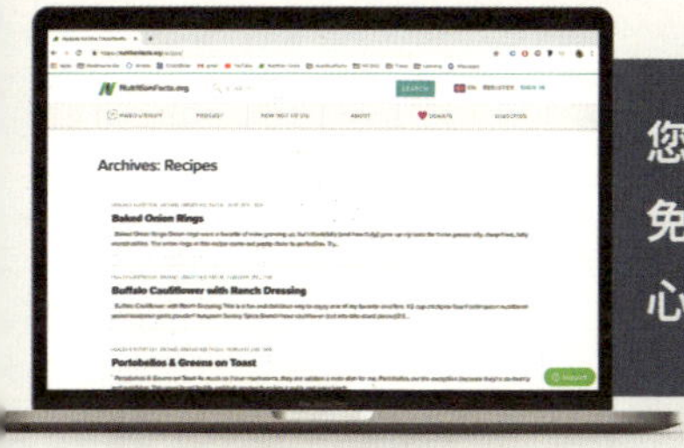

您可以登陆NutritionFacts.org网站查询免费的菜谱！手把手教您制作从酱料到点心，从开胃菜到晚餐的各种菜肴。

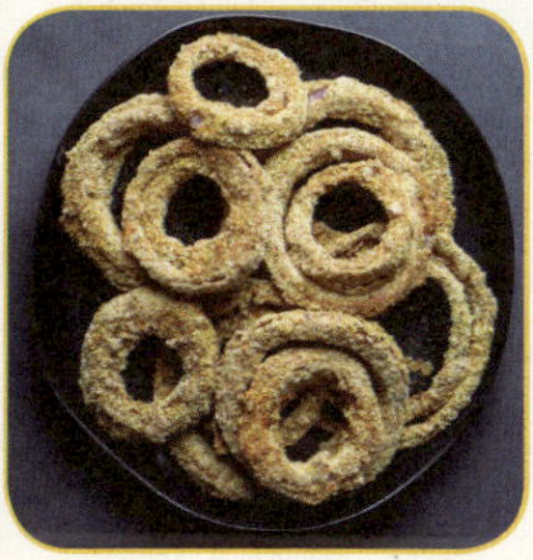
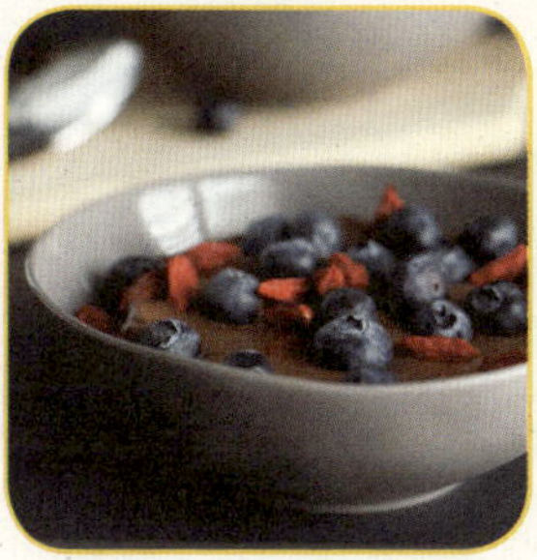
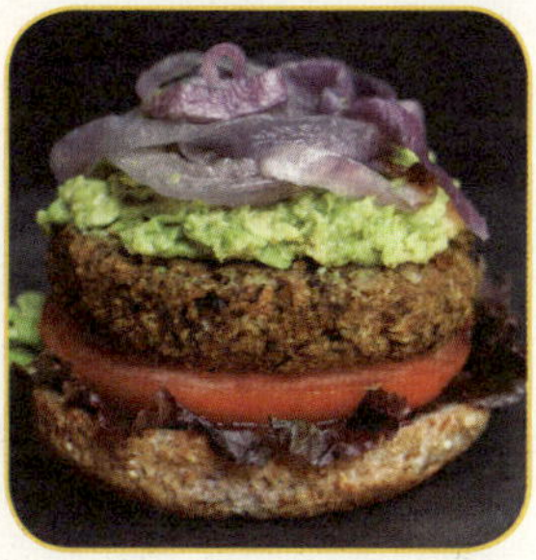

达到每日饮食十二清单需求的参考菜单

接下来我将给出几份参考菜单，以供您勾掉十二清单上的所有选项时参考。您可以随意往其中的正餐和小吃部分添加“绿灯”食物，或者对菜单内容进行调整，以满足您个人的需求。

菜单一

早餐：早餐谷物碗

点心：1颗橙子加⅓杯烤鹰嘴豆

中餐：味增汤面+1杯香瓜

点心：香蕉冰淇淋

晚餐：毛豆浓汤

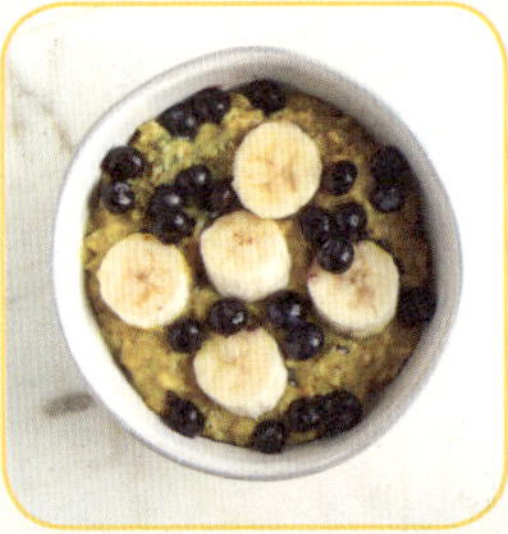

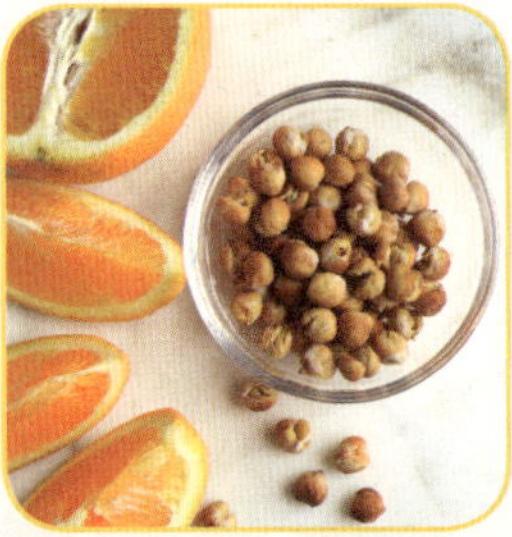

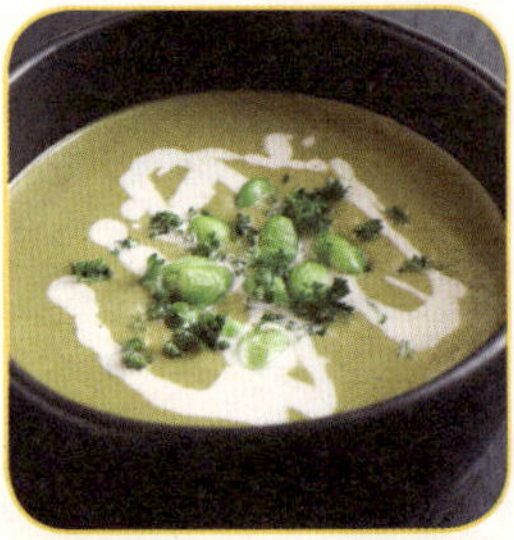

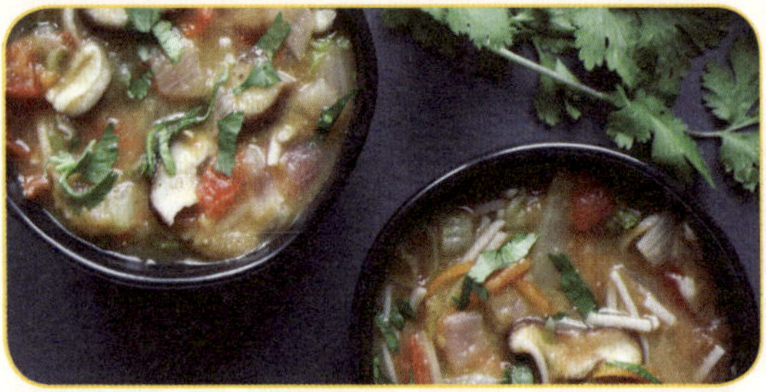

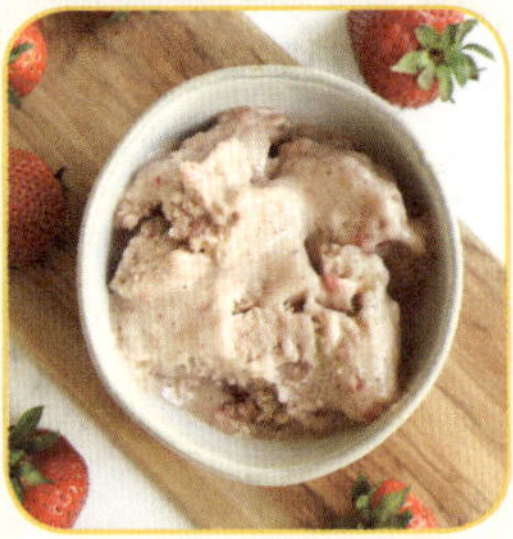

菜单二

早餐： 1杯煮熟的燕麦加1大匙花生酱、½杯浆果、1根中等大小的香蕉、1大匙亚麻籽粉、½小匙肉桂粉、豆奶（适量加入，用以稀释）

点心： 新鲜水果（如芒果、香瓜、樱桃、浆果等）

中餐： 小米时蔬饭

点心： 1根香蕉，抹上1大匙腰果酱或花生酱

晚餐： 羽衣甘蓝沙拉佐西红柿孜然酱

（菜单二中，"一份"的分量可供单人食用。如需供多人食用或希望有节余，则依据实际需要，将材料用量相应倍增即可。）

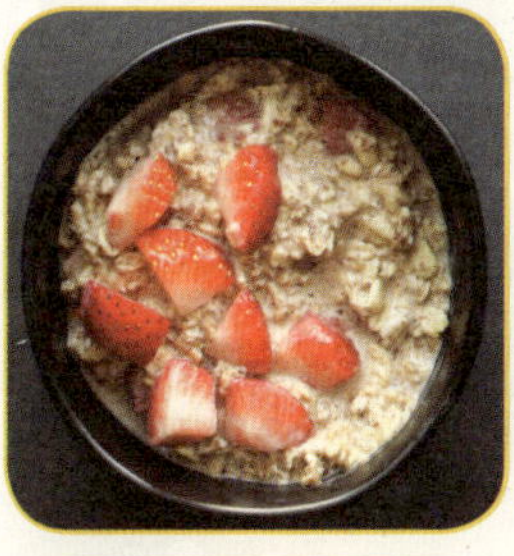
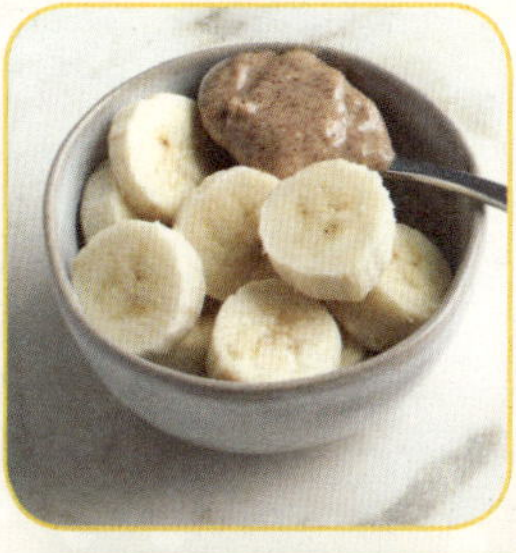
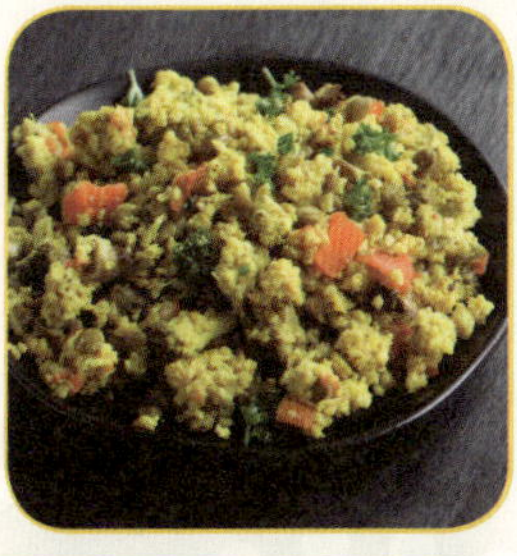
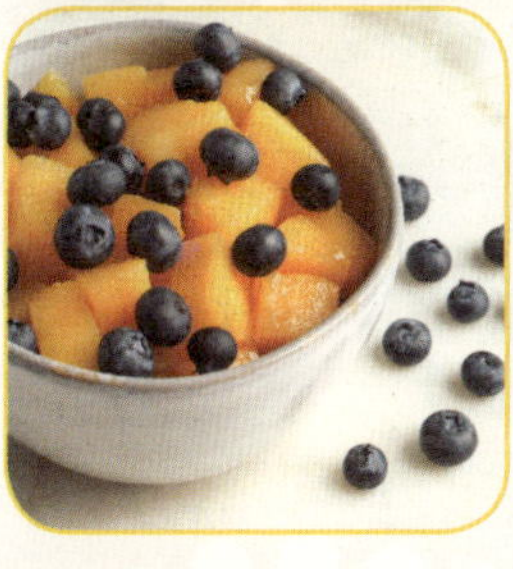
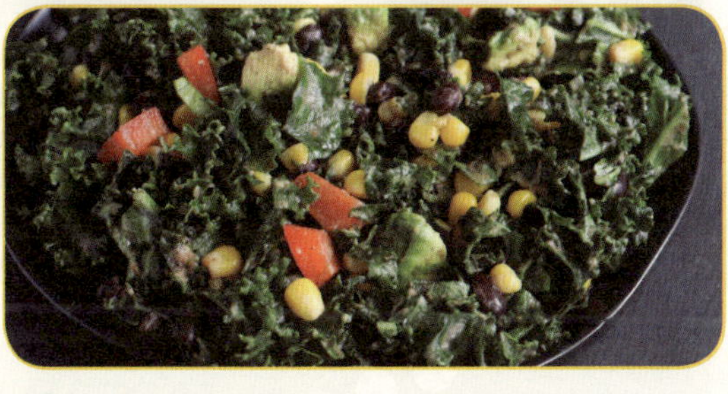

食谱

在家尝试一下这些食谱吧！

早餐谷物碗

四人份

食材

2杯 水

2大匙 顺滑生杏仁酱

3杯煮熟全谷物（如糙米、藜麦、燕麦等）

¾杯 白芸豆，捣成泥

3大匙 亚麻籽粉

1小匙 姜黄粉

1小匙 新鲜磨碎的生姜（可选）

1杯 新鲜或冷冻浆果

1根 熟香蕉，切片

4大匙 椰枣甜浆（可选）

步骤

1. 用搅拌机将水和杏仁酱搅拌均匀，制成杏仁奶。

2. 将煮熟的全谷物、白芸豆、杏仁奶、亚麻籽粉、姜黄粉、生姜放入可微波的碗中，拌匀。微波2～3分钟，或直到温热但不至于过烫。将搅拌物分入四个碗中，每碗放入¼杯浆果和¼根切片香蕉。可在每碗淋上1大匙椰枣甜浆。

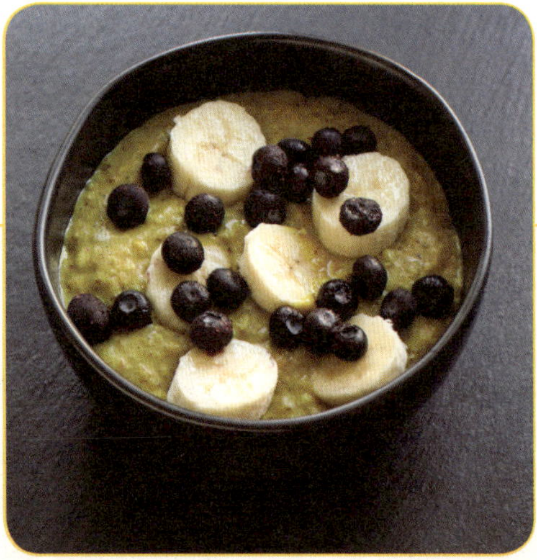

味增汤面

四人份

食材

230克 100%荞麦面

4～5杯 无盐蔬菜高汤或水

½杯 洋葱，切块

¼杯 白味增酱

2杯 西红柿，切丁

2½杯 香菇，切片

1杯 胡萝卜，刨丝

4杯 青江菜或白菜，切段

步骤

1. 将荞麦面依照包装上的指示煮熟，放于一边。

2. 将4～5杯水或无盐蔬菜高汤倒入锅中，煮沸。

3. 加入洋葱块、味增酱、西红柿、香菇、胡萝卜和青江菜，煮至蔬菜变软。

4. 将煮好的蔬菜汤淋在煮好的面上，食用前可加上新鲜香菜。

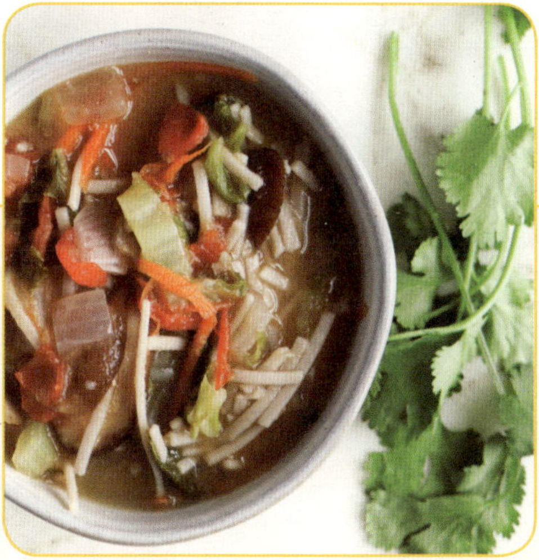

香蕉冰淇淋 四人份

食材

4根 冰冻香蕉（冰冻前先切段）

2大匙 杏仁酱

1杯 草莓，切片

½小匙 香草萃取液

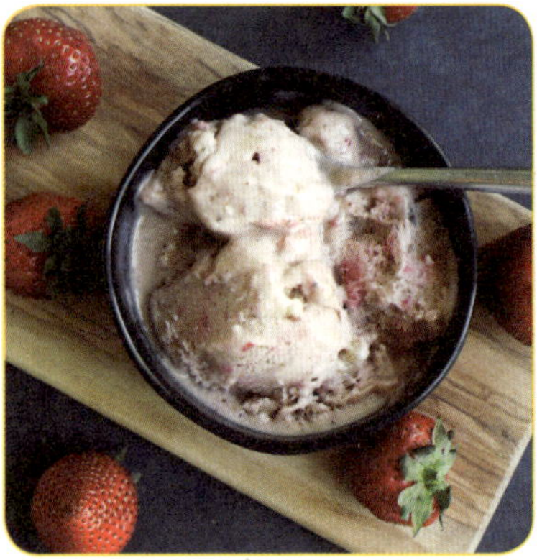

步骤

将香蕉和杏仁酱放入食物处理机，搅拌至顺滑浓郁。加入草莓和香草萃取液，使用瞬间转速搅拌至剩下一些草莓块。将冰淇淋放入密封容器。若冷冻30分钟，则质地较软，冷冻1～2小时则质地较硬。若冰淇淋变得太硬无法以汤匙盛取，可在食用前放置于室温下10～15分钟。

小贴士：您可在冷冻库常备切段的冰冻香蕉，便随时可在几分钟内制作出冰淇淋或果昔。

毛豆浓汤

二人份

食材

2杯 毛豆

4杯 羽衣甘蓝

¼杯 海带

1颗 中等大小西红柿

½杯 腰果

3杯 水（可加更多稀释）

1大匙 味增

2大匙 米醋

½小匙 黑胡椒，提味

步骤

1. 将所有食材放在平底锅中翻炒，炒至毛豆变软，以味增、醋和黑胡椒调味。

2. 将煮好的食材放入搅拌机，搅拌至均匀。

3. 可单独食用，或倒入煮好的全谷物一起食用。

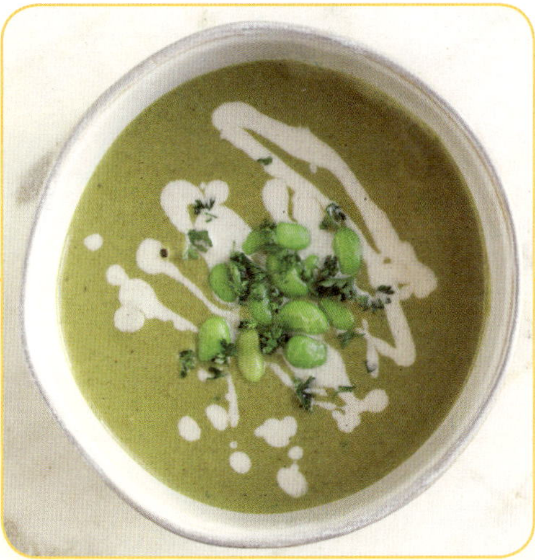

小米时蔬饭　四人份

食材

2杯 小米

1杯 干扁豆

1杯 香菇，切丁

½杯 胡萝卜，切丁

½杯 芹菜，切段

2颗 中等大小西红柿，切块

1杯 西蓝花，切块

½杯 菜花，切块

1大匙 味增

1小匙 生姜粉

1小匙 姜黄粉

1小匙 混合香草香料（详见18页）

4杯 水

步骤

1. 将所有食材放入锅中，煮软。时不时搅拌，以防止粘锅。
2. 煮好后便可上菜。

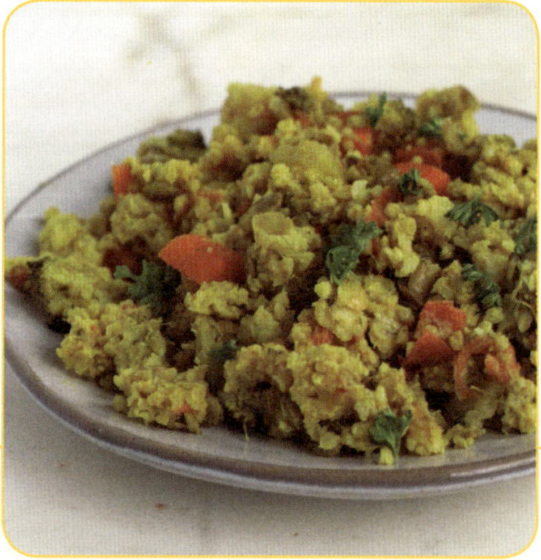

羽衣甘蓝沙拉佐西红柿孜然酱

两人份

食材

酱汁

1大颗 熟西红柿，去芯、切四块

1瓣 大蒜，压碎

¼杯 苹果醋

2大匙 营养酵母

1小匙 孜然粉

½小匙 干牛至

½小匙 白味增酱

½小匙 混合香草香料（或依个人喜好适量）

¼小匙 黑胡椒碎

沙拉

1大把 羽衣甘蓝，除去硬叶梗

1½杯 煮熟的黑豆

1个 小红甜椒，去籽、切丁

1½杯 新鲜或解冻的玉米粒

1颗 熟牛油果，去皮、去核、切丁

¼杯 新鲜香菜，切碎

步骤

酱汁制作步骤：将所有的食材放入搅拌机，搅拌均匀至顺滑，并将容器四周的剩余酱汁刮下。若酱汁过于浓稠，可加入最多¼杯水稀释；若酱汁过稀，可加入更多西红柿。调料可依个人口味斟酌加减。

沙拉制作步骤：将羽衣甘蓝切细，放入大碗中。加入黑豆、红甜椒、玉米粒、牛油果和香菜。

上菜：在沙拉上依个人喜好淋上酱汁，并轻拌使其均匀。可撒上孜然。

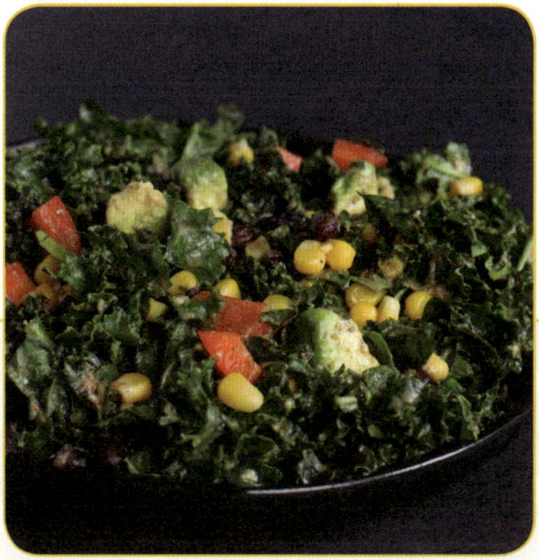

椰枣甜浆

食材

1杯 去核椰枣

1杯 开水

1小匙 柠檬，去皮打碎

步骤

将去核椰枣和开水共同放入隔热碗中，放置1小时，软化椰枣。将椰枣和水一起放入高速搅拌机，加入柠檬碎，搅打至细滑。倒入玻璃瓶或其他材质的密封容器，可在冰箱中保存2～3周。

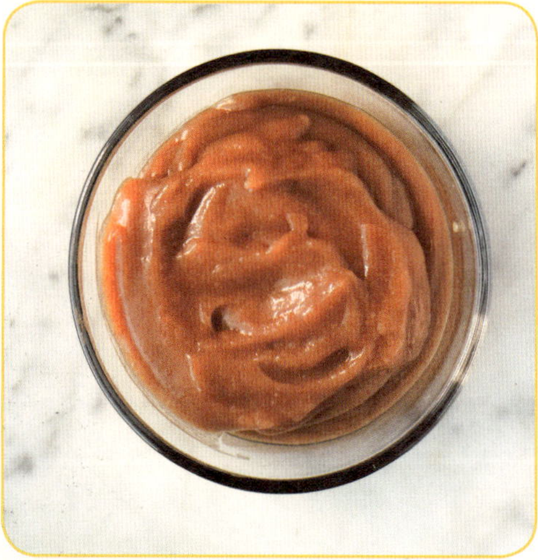

混合香草香料

食材

¼杯 营养酵母

1大匙 大蒜粉

1大匙 洋葱粉

1大匙 干香芹

1大匙 干罗勒

2小匙 干百里香

2小匙 芥末粉

2小匙 红椒粉

2小匙 孜然粉

1小匙 黑孜然粉

1小匙 生姜粉

½小匙 姜黄粉

½小匙 芹菜籽

½小匙 黑胡椒碎

步骤

将所有食材放入香料研磨机或搅拌机里混合均匀，并将其打碎。将打碎混合后的材料倒入调料瓶或密封罐中，并置放在干燥阴凉处。

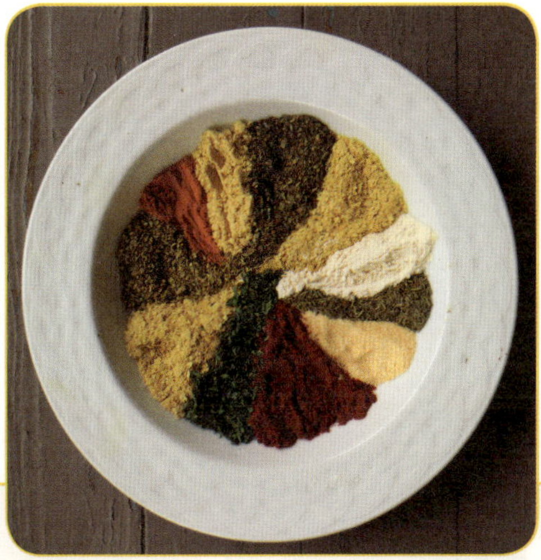

营养上的考量和常见问题

不吃肉的人营养够不够？为了回答这一问题，研究人员调查了美国境内13000人一天的生活，比较吃肉和不吃肉的人营养摄入上的区别。结果显示，不吃肉的人在获得同等热量的基础上，摄入的几乎一切营养素都要高于吃肉的人，这些营养素包括纤维素、维生素A、维生素C、维生素E、B族维生素（硫胺、核黄素、叶酸）、钙、镁、铁、钾。植物基饮食结构包含丰富的营养素，如维生素A、维生素C、维生素E、钙、镁、钾等，而采用西式饮食方式的人往往摄入这些营养素都有所不足。此外，不吃肉的人群摄入的有害物质，如钠、饱和脂肪和胆固醇等，也少于吃肉的人群[5]。

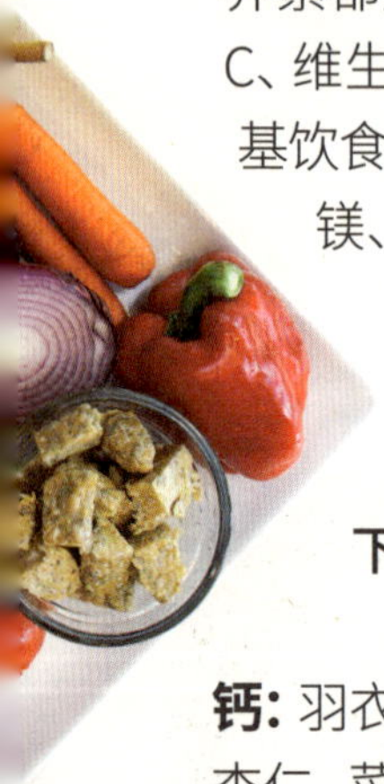

下面给出各个营养素及富含该营养素的食物清单。

钙：羽衣甘蓝、甘蓝、西蓝花、上海青、大豆、天贝、无花果、白芝麻、杏仁、菜豆、鹰嘴豆、黑豆。

注：菠菜、甜菜和青头甜菜都很健康，但含钙量并不高，而且如果一天内大量食用，会提高患肾结石的风险。

铁：全谷物、豆类、深绿色带叶蔬菜、水果干、坚果和种子。含铁的植物基食物要配合维生素C丰富的食物，如柑橘、甜椒、西蓝花和热带水果等一起食用，以增强铁的吸收。

蛋白质：要是还有人说植物基食物没有蛋白质，那他们一定不了解豆类。包括豆腐在内的豆制品都富含植物蛋白质。此外，全谷物、坚果、种子，甚至蔬菜当中也含有蛋白质成分，例如，90克生西蓝花就含有2.5克蛋白质。

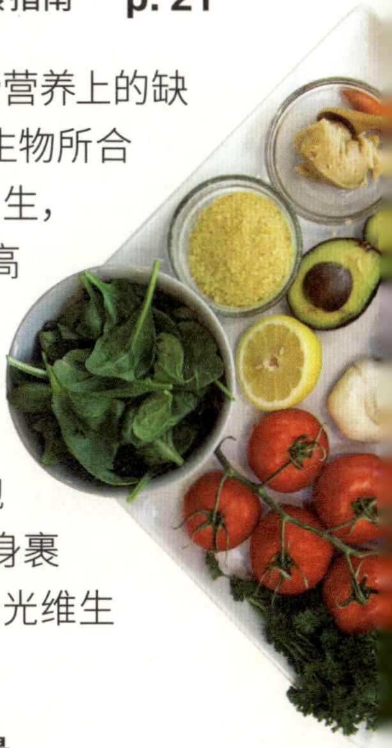

虽说如此，受我们现代世界的生活方式影响，还有一些营养上的缺口需要补齐。举个例子，维生素B_{12}是地表土壤中的微生物所合成的，并非植物本身的产物。然而，当今的时代讲究卫生，我们用氯给水源消毒，杀灭了所有的细菌。虽然值得高兴的是霍乱爆发的次数减少了，但我们摄入的维生素B_{12}也有所下降。同样的，经过漫长的进化，我们的身体可以在太阳照射下自主合成所需的全部维生素D，然而多数人都不再一丝不挂地在非洲赤道附近跑来跑去了。如果您住在北方高纬度地区，窝在室内，全身裹得严严实实，那您就需要在饮食当中补充一些这种“阳光维生素”。

以下是部分需要额外补充的营养素及其每日需补充的量。

必需摄入：

维生素B_{12}　每周一次，一次2000微克；或每日不少于50微克的氰钴胺。应以咀嚼片、舌下片或液体辅助剂的形式空腹摄入。
注意：65岁以上人群应每日摄入至少1000微克氰钴胺。

考虑摄入：

维生素D　2000单位维生素D_3补充剂（维生素D_3效果可能优于真菌提取物维生素D_2），或接受正午太阳光照射15～30分钟（15分钟适用于肤色较浅人士，30分钟适用于肤色较深人士），具体照射时长取决于您所在的纬度*。

ω-3多元不饱和脂肪酸
每日250毫克，要求为零污染，由酵母菌或藻类植物萃取的长链多元不饱和脂肪酸（EPA / DHA）。

碘　平时不吃海带、也不食用碘盐的人群，应每日补充150微克碘，孕期女性尤应如此。

注：羊栖菜中砷含量较高，应避免食用；巨藻含碘过多，亦应避免食用。

*更多内容，请移步NutritionFacts.org网站中“最佳营养”和“维生素B_{12}”专栏查阅。您也可以查看“Vegetarian Nutrition Dietetics Practice Group”网站，了解更多关于钙和蛋白质的信息。

行动起来

到目前为止，我们已经讲过了健康饮食的小贴士，复习了一遍格雷格医生的每日饮食十二清单，还讨论了用参考菜谱来指导一天的饮食。那么，要如何把这些信息都转化为行动，并且每天坚持下去呢？

经常做饭

保证健康饮食，最好的方法之一就是自己做饭。自己做饭比点外卖花时间，但这么做可以让您吃到更多的“绿灯”食物，并减少“红灯”食物的摄入。一项持续十年的研究发现，与最不常做饭的人相比，自己做饭频率最高的那些人的死亡风险只有其59%，部分原因是因为这些人摄入的蔬菜更多，食物结构整体更加营养。[6]

从易到难

美国凯撒医疗提出了改变生活方式的三步法，可以供您参考：

1. 回想之前您吃过、并且很喜欢的三顿植物基晚餐，例如一碗汤面。把这些晚餐都换成全谷物的形式，比如刚才的那碗汤面，就可以换成全谷物面条，再加些蔬菜。

2. 回想之前您吃过的三顿饭，把这三顿饭当中的菜转变为“绿灯”食物构成的菜肴，例如把猪肉粥换成蔬菜粥。

3. 开发新选择。您可以从图书馆借本菜谱，或者上网搜索“素食菜谱”，就可以发现有上千道菜谱供您选择。在里面选三道可以立刻上手的菜谱。

恭喜！您现在就有了九道菜，可以轮着做。生活方式的改变，就从这里开始！晚餐搞定了，接着就是做早餐和午餐，这个过程也不会很难。

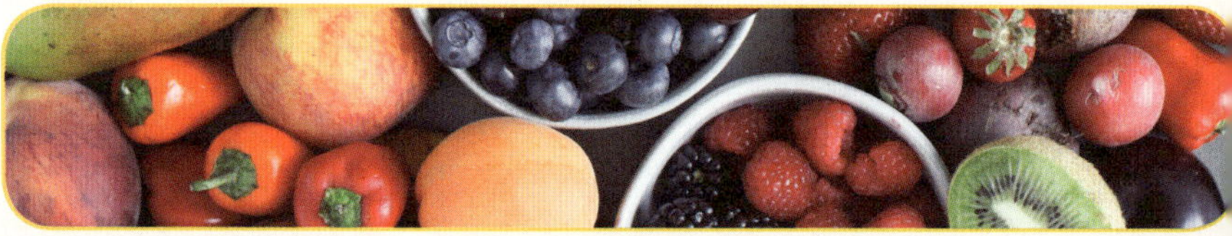

不使用油脂

炒菜的时候，往锅里加水或者无盐蔬菜高汤。烘烤食物的时候，把油换成苹果酱、香蕉酱、豆泥或者南瓜泥。

参考格雷格医生的每日饮食十二清单

把这张清单贴在冰箱上，或者用智能手机上的“Daily Dozen”App做参考。您可以尝试接受“每日12清单挑战”，努力在一天内勾掉参照表上所有的选项。从最开始的改变，到形成健康的习惯，看看您能坚持多久!

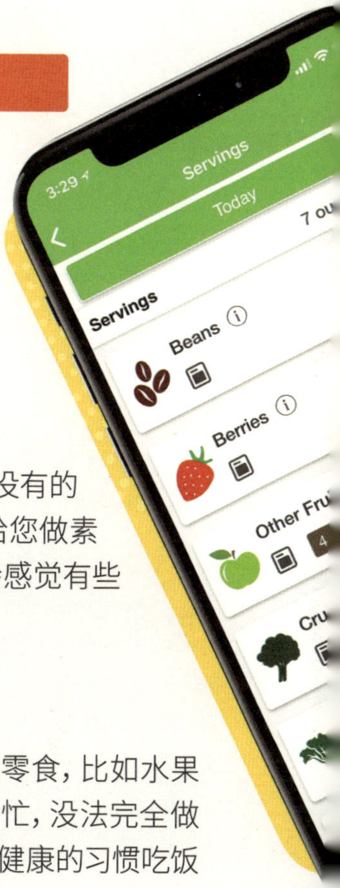

出门吃饭，自信满满

您家周围也许有很多提供植物基饮食的餐馆，如果没有的话，提前做计划就可以了。先联系餐馆，问问能不能给您做素菜；叫服务员不要放油、不要放盐。最开始您可能会感觉有些奇怪，但习惯之后，就会变得容易许多。

有准备的旅行

无论是坐大巴还是坐飞机，都可以准备一些健康的零食，比如水果干、坚果、切好的蔬菜或新鲜水果。如果您的旅途匆忙，没法完全做到健康饮食，那就尽最大努力去做，等回了家再按照健康的习惯吃饭就可以了。

收集资源

您可以参考《救命食谱》一书。此外，在NutritionFacts.org以及我们的官方微博和微信公众号上，您也可以找到健康菜谱。到网上搜一搜，记录下来，然后开始下厨吧!

设置健康目标

把健康饮食想象成一场实验。您可以先尝试三周，看看感觉如何，味蕾如何改变，甚至看看您的胆固醇和其他指标是否有变化。您吃得健康越久，食物也就越加美味。设置三个SMART目标，让自己始终处在正确的道路上。所谓SMART目标，指的是这个目标要特定（specific）、可量化（measurable）、可实现（achievable）、有相关性（relevant）且及时（timely）。举个例子，这个目标可以是这样的："接下来的一个月里，我每个星期至少有五天要勾掉当天每日饮食十二清单上的内容，而且具体的进度要在App上跟踪。"

目标一：

目标二：

目标三：

其他记录：

____

____

____

____

记录下您的进步，与家人、朋友和同事分享您的成功吧！

科学减重21妙方

作者：格雷格医生 | NutritionFacts.org

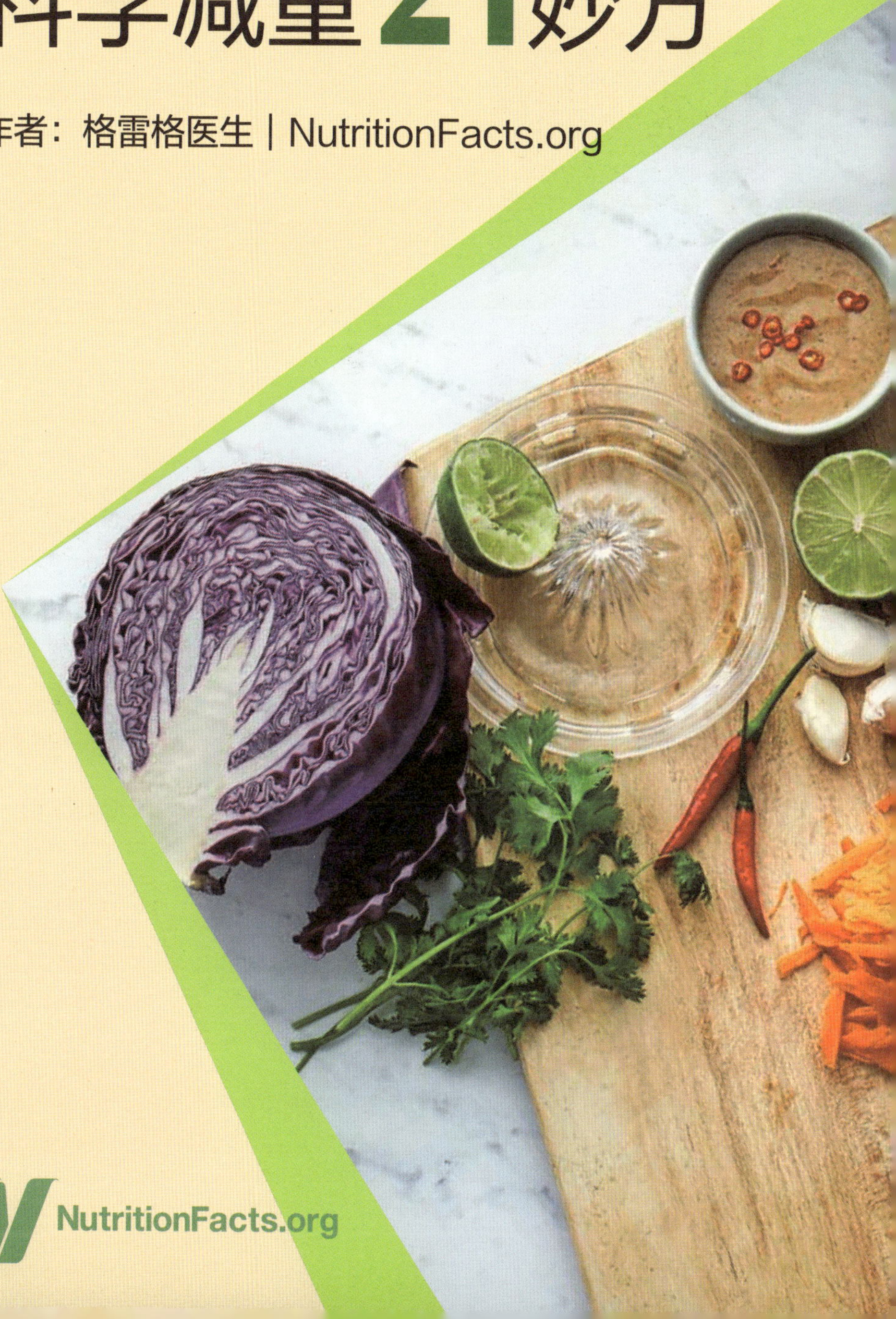

NutritionFacts.org

用餐时

餐前喝水
√ √ √
2杯无调味的凉水

餐前先吃“负热量”食物
√ √ √
苹果、汤或沙拉，热量低于100大卡

每日添加

黑孜然粉
√
1/4茶匙

大蒜粉
√
1/4茶匙

绿茶
√ √ √
3杯，在两餐之间喝

多喝水
√
尿液颜色别超过淡黄色

避免食材粉末化
√
完整的全谷物

每天两次称重
√ √
早晚各称重一次

完成实施计划
√ √ √
复盘完成情况

每天晚上

NutritionFacts.org

加入醋 √√√ 每餐2茶匙	**专注地用餐** √√√ 用餐时不要看电视或玩手机	**遵循“20分钟”原则** √√√ 用餐时间≥ 20分钟
姜粉或辣椒粉 √ 姜粉1茶匙或辣椒粉1/2茶匙	**营养酵母** √ 2茶匙	**孜然粉** √√ 午餐和晚餐时各加1/2茶匙
早一点摄入全天的大部分热量 √ 把早餐或午餐作为每天的最大餐	**限制用餐时间窗口** √ 进食的时间窗口＜12小时	**优化锻炼时间** √ 每天90 分钟中等强度的运动
晚上7点后停止进食 √ 日落后摄入的热量越少越好	**保证充足睡眠** √ 每天至少保持7小时睡眠时间	**“特氏仰卧”睡姿** √ 将床脚抬高20厘米，每晚保持该睡姿4小时以上

其中1茶匙为5mL，1杯为240 mL

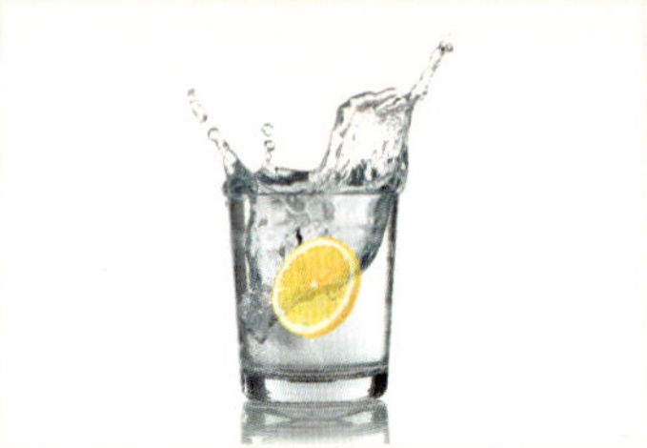

用餐时

餐前喝水

在每餐前，喝两杯无调味的凉水，以促进新陈代谢。

餐前先吃“负热量”食物

每餐的第一道菜肴，可以先吃一个苹果、喝一碗“绿灯”汤品或吃一份沙拉，热量低于100大卡。

加入醋（每餐2茶匙）

尽量不要直接喝醋。可采取给餐点调味的方式，比如，在配菜沙拉中加点可口的香醋。如果想直接喝点醋，一定要加水稀释。喝完后，记得用水漱口，以保护牙齿的釉质。

专注地用餐

用餐时不要看电视或玩手机。在不分心的情况下完成进食。

遵循“20分钟”原则

无论是增加咀嚼次数或食物黏性，还是小口咀嚼或降低进食频率，数十项研究表明，任何增加食物在口腔停留时间的举措，均会减少热量摄入。将用餐时间延长至20分钟以上，让人体的自然饱腹感信号充分发挥其功效。选择需要更长时间咀嚼的食物，且延长食物在口腔中停留的时间，考虑那些又硬又有嚼劲的大体积食物，然后小口且充分地将其咀嚼。

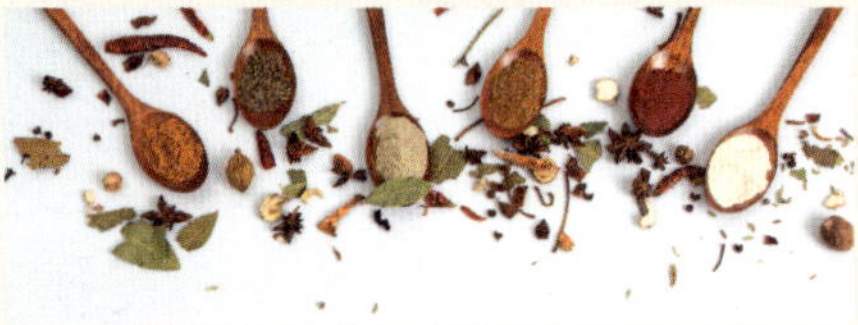

每日添加

黑孜然粉（1/4茶匙）

诸多随机对照瘦身试验的系统综述和荟萃分析发现，每日添加1/4茶匙黑孜然粉，能在几个月内让BMI值降低。注意：黑孜然不同于普通孜然，所用剂量也有所不同。

大蒜粉（1/4茶匙）

随机、双盲、安慰剂对照的研究发现，每天只需添加1/4茶匙的大蒜粉，就能以每天2美分的成本降低体脂。

姜粉（1茶匙）或辣椒粉（1/2茶匙）

随机对照试验发现，每天吃1/4～3/2茶匙姜粉会有明显的瘦身效果，成本每天只需几美分。注意：早上吃姜比晚上吃效果更好。

为了激活 BAT，在日常饮食中，可增加一个生的墨西哥辣椒，或1/2茶匙红辣椒粉，或压碎的红辣椒片。为了降低辣度，可将墨西哥辣椒切成薄片或碎末，或者混合到汤品里，或者加入蔬菜昔中。

营养酵母（2茶匙）

在随机、双盲、安慰剂对照的临床试验中，发现β-葡聚糖有助于瘦身。啤酒酵母、营养酵母及面包酵母均可以。

孜然粉（午餐和晚餐时各加1/2茶匙）

超重的女性，随机在午餐和晚餐中加入1/2茶匙孜然粉，会比对照组多瘦身2.7千克，腰围多减少2.54厘米。也有证据表明，藏红花具有同等功效，但每天需要花费1美元，而1茶匙孜然粉成本不到10美分。

绿茶（3杯）

每天两餐之间喝3杯绿茶。餐后至少1小时后再饮用，以免影响铁的吸收。在用餐期间，可以饮用水、黑咖啡，或洛神花茶(6:1)与柠檬马鞭草混合，但1小时内不要超过3杯水。

利用咖啡因的强化作用，可以喝绿茶或其他更喜欢的健康饮料，但要避免在睡前6小时内摄入大量咖啡因。没有甜味的茶是最好的，但如果喜欢甜味，可以用雪莲果甜浆来替代常用的蜂蜜或糖。

多喝水

尿液颜色别太深，别超过浅黄色。对女性而言，推荐每天喝9杯不加糖的饮品，而男性推荐每天喝13杯。如果存在心脏或肾脏问题，建议先咨询医生，不要贸然增加饮品摄入。

避免食材粉末化

每天检查这个选项，保证全谷物食材都尽量属于完整全谷物。即使是100% 完全谷物，在粉末化后可能也会提前“失去”人体微生物群组所需的淀粉。这些淀粉如果被

“封存”在完整细胞壁中，最终可以被送达到结肠中，为人体微生物所用。

早一点摄入全天的大部分热量

在白天的早些时候摄入更多的热量会有代谢上的好处。所以，从理想角度出发，把早餐或午餐作为每天的最大餐，这才是真正的“王子丐”风格，即“早餐国王+中餐太子+晚餐乞丐”的模式。

限制用餐时间窗口

将每天进食的时间窗口限制在12小时以内，具体时段自己调节，以7天为实施基础单位。考虑到减少晚间进食对昼夜节律的好处，进食窗口应该在晚上7点之前关闭。

优化锻炼时间

就长寿目标而言，“每日12清单”的最佳锻炼时长，是每天进行90分钟中等强度的运动，这也是针对瘦身的最佳运动时长。任何时段的运动都有好效果，但别在进食后马上锻炼。早餐前锻炼也很好，如果时间安排得当，不妨在午饭前进行锻炼。如果午餐够早，也可以在晚餐前锻炼，这是非糖尿病患者锻炼的好时段。

糖尿病和糖尿病前期患者在餐后30分钟才能锻炼，最好持续1小时以上，以完全规避血糖峰值出现。如果必须选择一次餐后锻炼，那就是晚餐，因为晚上是全天血糖控制的昼夜节律最弱之时。理想情况是，早餐是每天最大量进食，在早餐后锻炼，或者更好的做法是，三餐之后都有锻炼。

每天两次称重

定期称重对于长期控制体重至关重要，但没有足够证据说明称重频率应该为多少。笔者的建议源于一项研究，该研究发现，每天醒来后和睡觉前进行两次称重比每天一次要好，两者12周内体重减轻分别为2.7千克和0.9千克。

完成实施计划

规划每2个月增建3个新的实施选项。制定“如果X，那么Y”计划，在特定环境中执行特定行为，并每天复盘每个选项的完成情况。

每天晚上

晚上7点后停止进食

由于人体的昼夜节律，晚上吃的食物，比白天早些时候吃的食物更容易让人发胖，所以从晚上7点开始，每晚至少要断食12小时。记住，日落后摄入的热量越少越好。

保证充足睡眠

在正常就寝时间，保证至少睡眠7小时。

“特氏仰卧”睡姿

试着每晚睡觉时至少4小时保持头部朝下倾斜6度，也就是将床脚的柱子抬高20厘米。如果是大床，则可以抬高23厘米。起床时要格外小心，因为大多数人起床后，会出现直立不耐受，即使健康的年轻人亦是如此。如果起床太快，可能会感到头晕、昏眩，或轻微头痛，甚至因摔倒而受伤。所以要慢慢起床。在下床前30分钟喝两杯凉水有助于预防这种危险的潜在副作用出现。

重要提示：如果有任何心脏或肺部问题、胃酸反流，或头部外伤，或眼睛问题(有青光眼家族史也可能不适合)，请不要在家里轻易尝试。直至咨询医生，得到他们的同意后方可进行。循序渐进，在安全的情况下，尝试轻微的“特氏仰卧”睡姿。

勾选全部正确选项

《救命》给出的“每日饮食12清单”中有24个选项框。而在“科学减重21妙方”中，一共有37个选项框。

面对如此多的选项，大家刚开始难免会感到有点不知所措。其实，很容易让一个食谱涵盖多个选项。例如，一顿餐食开始前，食用一份西红柿沙拉，撒上黑孜然粉、大蒜粉和意大利香醋，这就可以勾选5个选项了，还可以加上“餐前喝水”和“餐前先吃‘负热量’食物”选项。这样又可以在6个选项框中打“√”了！一道独立开胃菜就搞定了30%的选项。

当然，不必每天都刻意在诸多选项框中打卡。健康饮食方案，正如“每日饮食12清单”所推荐的那样，就已经能满足瘦身所需。当然，采用更多妙方，瘦身就更容易成功。

记住，重要的不是今天、明天或下周吃了什么，而是在接下来的几个月、几年，甚至几十年里所吃的食物。请大家根据自身情况，不断调整自己的生活方式吧！

科学减重21妙方

上架建议：健康瘦身
ISBN 978-7-121-50136-4
9 787121 501364 >
定价：59.80元

PHEI

责任编辑：周 林

非药减重

[美]
迈克尔·格雷格
（Michael Greger，M.D.）
著
肠脑心理学实验室 胡旭
译
金锋
审订

電子工業出版社
Publishing House of Electronics Industry
北京·BEIJING

版权贸易合同登记号 图字：01-2025-0606

图书在版编目（CIP）数据

非药减重 / (美) 迈克尔·格雷格
(Michael Greger) 著 ; 胡旭译. -- 北京 : 电子工业出
版社, 2025. 5. -- ISBN 978-7-121-50136-4

Ⅰ. R161-49

中国国家版本馆 CIP 数据核字第 2025S5N297 号

责任编辑：周　林
印　　刷：北京瑞禾彩色印刷有限公司
装　　订：北京瑞禾彩色印刷有限公司
出版发行：电子工业出版社
　　　　　北京市海淀区万寿路 173 信箱　　邮编：100036
开　　本：880×1 230　1/32　印张：5.625　字数：126千字
版　　次：2025 年 5 月第 1 版
印　　次：2025 年 5 月第 1 次印刷
定　　价：59.80 元

凡所购买电子工业出版社图书有缺损问题，请向购买书店调换。若书店售缺，请与本社发行部联系，联系及邮购电话：（010）88254888，88258888。

质量投诉请发邮件至 zlts@phei.com.cn，盗版侵权举报请发邮件至 dbqq@phei.com.cn。

本书咨询联系方式：zhoulin@phei.com.cn。

推荐序

PREFACE

OZEMPIC 这一名词在很多字典里都不一定能找到，一览本书的内容就知道，这是一种在全世界富人超重者中红透了半边天的 GLP-1 受体激动剂，中文名为“司美格鲁肽”。

在本书中，作者 Michael Greger 对司美格鲁肽做了极为详尽的介绍，包括它的前世今生，引发探索 GLP-1 的故事，临床实验，与其他减肥方式对比的优缺点，乃至对今后减肥市场的预期，等等。

与此同时，他也毫不避讳，言词犀利地披露了减肥行业的商家和 FDA（美国食品药品监督管理局）在从研发成果到商业运作中的一些鲜为人知的部分，这些有意思的内容是以严谨和实证的方式展现的，一般读者很难在其他书籍中读到，大家道听途说的也许都是反复传播而走调了的八卦。作者针对司美格鲁肽这种被深度炒作的药物，以事实为依据，旁征博引，中立客观地展示了正反两面的研究论据和观点，最终将决定权交给读者。作者这种著述特点正是我对这本书有浓厚兴趣的原因。

Michael Greger 在 10 年前就出版过畅销书 *HOW NOT TO DIE*（中文书名为《救命》）。作者令我肃然起敬的是，他不仅是一名医生，也是在国际上被大众认可的营养学者。在他创办的 NutritionFacts.org 网站上，可以看到他的 2000 多个健康主题的免费视频，他还在不断上传新的视频和文章。像他这样的人在国际上被称为有良心的医生，因为他们通常不给你开药方，而是给出一个饮食指南，让你自己努力去远离疾病。

作者在书中介绍了肥胖患者减肥初见成效时那种重新认识自我的幸福感受，同时也提醒正在减肥的人们，从某一个时刻开始，那梦幻般的感受可能不再出现。这到底是为什么呢？我肯定你一定想知道。

如果你患有糖尿病，又想减肥，很可能也听谁推荐过司美格鲁肽。如果你真的想实施司美格鲁肽减肥计划，不妨先阅读这本书。它能让你了解该减肥计划的科学依据和理论到底是什么，让你变得更聪明，更有理智地去选择和生活。

最后想说，这本书是对近年来健康领域中最火热的话题进行的深入讨论，是对“网红”药物司美格鲁肽展开的可信的、客观的剖析。本书值得所有关注肥胖问题的人阅读，当别人诋毁这种药物或者把它捧上天的时候，只有读者知道它处在天地之间的哪个位置上。

金锋

东京大学人类学博士

中国科学院教授

肠脑心理学实验室研究员

引言

INTRODUCTION

司美格鲁肽等新一代减肥药，在主流媒体的聚光灯下，收获了空前绝后的广泛关注。[1] 它们被誉为“医学界近十年来的轰动之作”，[2] 商业媒体竞相报道，令人眼花缭乱，其中不乏“肥胖症终结者”之类的豪迈宣言。[3]

这股热潮在医学文献中也得到了广泛体现。这些药物被赋予“游戏规则改变者”的崇高地位，[4] 被誉为“肥胖症治疗的革命性飞跃”，[5] 甚至被冠以“治疗奇才”的美誉，[6] 更有学者将其形容为在治疗肥胖症方面“非常有效”的“神奇药物”。[7,8]

那么，这些被寄予厚望的“灵丹妙药”究竟为何物？人体内有一种自然产生的激素，叫作胰高血糖素样肽 -1（GLP-1），它在调节血糖、控制食欲和促进消化方面发挥着关键作用，因而成为科学家研究新型减肥药的灵感源泉。这些新型减肥药就是 GLP-1 受体激动剂，它们通过与 GLP-1 受体结合，来模拟激素的原有功能。[9] 然而，它们真的名副其实吗?

灵丹妙药还是空头支票（抑或更深的陷阱）?

—— Magic Bullets or Blanks (or Worse) ——

历史上不乏失败的“减肥神药”。每隔一两年，就会有一种标榜安全有效的减肥药横空出世，然后又在严重副作用的阴霾下黯然退场。[10] 从 20 世纪 50 年代销售给家庭主妇的含有安非他明的“彩虹丸”，到芬芬★的兴衰起伏，[11] 绝大多数在美国获批的减肥药都因为预料之外的副作用而被紧急下架，[12] 这些副作用严重威胁公众健康。[13]

例如，阿米雷司（Aminorex）——一款曾被广泛使用的食欲抑制剂，因导致肺部损伤的丑闻曝光而被迫下架；[14] 芬芬，在严重损害心脏瓣膜的危害显现之前，曾有 1800 万名美国人

★ 芬芬（Fen-Phen）是由食欲抑制剂芬氟拉明（Fenfluramine）和芬特明（Phentermine）结合制成的减肥药，曾在 20 世纪 80 至 90 年代风靡一时。——译者注

服用，可谓风光无限；[15,16] 西布曲明（Meridia），因导致心脏病发作和脑卒中而被紧急叫停；[17] 利莫那班（Acomplia），因可能存在精神方面的副作用，包括诱发自杀，而饱受争议。[18]

氯卡色林（Lorcaserin），商品名 Belviq（贝尔维克），在上市 8 年之后，因被发现可能诱发肿瘤而于 2020 年黯然离场。[19] 最初，FDA 因其在老鼠身上可能导致某些肿瘤的嫌疑而拒绝批准该药，但是一项为期一年的人体试验却没有显示出明显的肿瘤问题，因此该药获批，成为最常用的减肥药之一。然而，几年后发现，服用者结直肠癌、胰腺癌和肺癌的发病率悄然攀升，最终它被取缔。[20] 发表在《肥胖症》（*Obesity*）杂志上的一篇社论写道，这种反转“让肥胖症医学专家感到惊讶和困惑”“这实在令人震惊，毕竟这种药物一向被认为耐受性良好，安全性高，且对高血糖有积极的影响”。[21] 一直被认为很安全的它，终究未能逃脱副作用的魔咒。

回望历史，依赖药物减肥，与依赖吸烟减肥无异。和吸烟一样，减肥药或许可以让你暂时拥有苗条的身材，但背后的代价是什么呢？[22] 减肥的初衷，绝不是将自己提前送入一口更为狭小的棺材里。

减肥瘦身，一粒药丸就搞定？

—— One Pill Makes You Small ——

在当前纷繁复杂的医药市场上，数种减肥药竞相登场，各展其能。Qsymia 是一种芬特明和托吡酯的混合缓释剂，如果突然停止服用，可能会导致癫痫发生。[23] 出于安全考虑，它在欧洲多国屡次被拒之门外，但美国仍在销售。纳曲酮 / 安非他酮，商品名 Contrave（康瑞维），可能增加自杀念头。[24] 还有奥利司他，商品名 Alli（阿莱）或 Xenical（罗氏鲜），它会阻碍脂肪吸收，导致诸如“排气增多、大便紧急感、油性大便和大便失禁”之类的副作用，[25]“迫使患者使用纸尿裤，并对周边卫生间了如指掌，以防止油性粪便突袭”[26]——所有这一切，换来的仅仅是 3% 的体重减轻。[27]

总的来说，传统减肥药能够达到 5% 左右的减肥效果。[28] GLP-1 药物平均也只有 6% 的效果，但其中不乏利拉鲁肽和艾塞那肽等较老的药物，其效果平平。司美格鲁肽，商品名 Ozempic（用于糖尿病治疗）或 Wegovy（用于减肥），效果是它们的两倍。[29] 还有替西帕肽，商品名 Mounjaro 或 Zepbound，其效果几乎可以与部分减肥手术媲美。[30] 这些新的 GLP-1 药物被认为是游戏规则的改变者，因为传统减肥药物至多达到 5%~10% 的体重减轻，而新一代的 GLP-1 药物有望达到 15%~20%。[31]

因此，尽管人们长期以来对每一款未能兑现承诺的“最新、最好”的减肥药物皆抱有理性的怀疑态度，但鉴于这些新药的减肥效果是之前的 3 倍，人们不禁期待，它或许有望颠覆过去屡战屡败的宿命。[32] 然而，这些新的 GLP-1 药物的真实效果到底如何？它们是如何工作的？效果能持续多久？有什么短期副作用和长期副作用？是否有更安全、更便宜、更天然的饮食和生活方式来提升 GLP-1 水平？

在本书中，我将拨开广告宣传的浮夸迷雾，逐一剖析其优缺点，以帮助读者在面对肥胖症所带来的现实且严峻的后果时，能够自行做出明智的抉择。

目录 CONTENTS

★ 本书凡标上 [ ] 的数字均为原书注释标号，扩展文献全部统一置于书末，以方便查询。

1

GLP-1 是何物?

WHAT IS GLP-1?

胃肠道是人体内最大的激素分泌腺，它会释放 20 多种不同的肽类激素。在消化道中，每 100 个细胞中就有 1 个充当着营养传感器，它们根据食物的摄入情况分泌相应的激素，胰高血糖素样肽 -1（GLP-1）便是其中之一。[33] GLP-1 的分泌主要受富含脂肪和碳水化合物的食物的刺激，[34] 而其主要作用是向大脑发出饱腹感信号，[35] 从而降低食欲，减少食物的摄入。

GLP-1 还具有减缓消化过程的作用。通过延长食物在胃中的停留时间，GLP-1 不仅能够增强饱腹感的持续时间，还有助于控制血糖。[36] 事实上，GLP-1 药物最初是用来治疗糖尿病的。[37]

来自毒蜥蜴的“馈赠”

—— The Breakthrough in Lizard Spit ——

为什么需要一种模拟 GLP-1 的药物？直接服用这种激

素不行吗？答案是不行，因为人体分解 GLP-1 的速度非常之快，[38] 以至于它几乎无法在循环系统中完成一次完整的循环。[39]

然而，科学家在吉拉毒蜥（Gila monster）有毒的唾液中，发现了一种神奇的化合物，[40] 它可以模拟 GLP-1 的功能，而且拥有抵抗人体分解的能力。

以这种化合物为模板，大约 20 年前，首个 GLP-1 受体激动剂应运而生，并被批准用于治疗糖尿病。它不像天然的 GLP-1 那样在几分钟内被人体迅速清除，而是能在体内停留数小时之久。尽管如此，患者仍然需要每天注射两次。随后，利拉鲁肽出现了，它可以在体内持续一整天。最终，司美格鲁肽横空出世，并被命名为 Ozempic，每周只需注射一次。[41]

司美格鲁肽于 2017 年正式获批用于治疗糖尿病。[42] 随后的几年里，一种针对糖尿病的每日口服版本被研发出来，但是临床试验研究人员却注意到了一个令人惊讶的副作用：患者的食欲明显下降。[43] 事实上，GLP-1 或其受体激动剂被注入人体静脉中时，会导致食欲下降，进而导致食物摄入量显著减少[44]——热量摄入减少 25% ~ 50%。[45]

/ Benfluorex Cover-Up /

苯氟雷司的真相

像司美格鲁肽一样，苯氟雷司（商品名 Mediator）是另一种用于治疗糖尿病的药物，后来被重新定位为一种食欲抑制剂。尽管苯氟雷司导致数百人死亡，但在长达 33 年的时间里，它在市场上强势不倒。[46] 制造商明知这种药物的风险，却一直隐瞒真相。法官们指责该制药公司“将自身的经济利益置于药品消费者的安全之上”。[47] 消费者究竟要等多久，才能了解司美格鲁肽的长期影响呢？

欺骗大脑的司美格鲁肽

—— Ozempic on the Brain ——

GLP-1 通过靶向负责饥饿感和饮食渴望的脑区，来发挥抑制食欲的作用。[48] 分泌 GLP-1 的细胞不仅在人的肠道内广泛分布，也存在于大脑中。[49] 因此，在某种程度上，GLP-1 药物的作用机制同避孕药的作用机制类似。避孕药模拟胎盘激素的作用，欺骗人体，使其一直处于一种怀孕的错觉之中。[50] 司美格鲁肽类药物则是模拟 GLP-1，让身体误以为自己一直处于饱腹状态。这就是它降低饥饿感的奥秘所在。

司美格鲁肽在其治疗糖尿病的 Ozempic 身份面世四年之后迎来华丽转身，以更高的剂量，被重新命名为 Wegovy，用于治疗肥胖症。[51] 一夜之间，减肥行业发生了翻天覆地的变化，从代餐与分量控制计划步入了一个私募股权投资的远程医疗实体提供注射减肥药的商业圈。就连慧优体（Weight Watchers）★也公开接受这类药物作为减肥未来的新篇章。[52] 它们甚至被批准用于 12 岁的儿童。[53]

★ 慧优体（Weight Watchers）是来自美国的全球领先的体重管理品牌，以智慧饮食、活动起来、优化习惯、有效支持，从而达到健康减重并长久持续的目标而著称。——译者注

2

GLP-1 药物的效果如何?

HOW WELL DO GLP-1 DRUGS WORK?

传统的减肥药，如芬特明，能使体重减轻约 5%，[54] 而这些新型 GLP-1 药物，包括司美格鲁肽和替西帕肽，能产生大约三倍的效果，使体重减轻约 15%。[55] 从体重秤上的数字来看，这意味着什么？

一项涵盖 100 多项早期减肥药临床研究的分析显示，即便在长达 76 周的时间里，药物所引起的体重减轻也从未超过 9 磅（4 千克）。[56] 相比之下，汇总所有 GLP-1 药物试验，在平均持续约 52 周的试验时间里，它们减轻了约 19 磅（8.62 千克）的体重。[57] 然而，这一结果还掺杂了部分传统 GLP-1 药物不尽如人意的表现。如果单独审视司美格鲁肽，体重减轻接近 27 磅（12.25 千克），换算成腰围大约缩短 3.5 英寸（8.89 厘米）。[58]★

那么，哪种 GLP-1 药物效果最好呢？口服版的司美格

★ 1 磅 =0.454 千克，1 英寸 =0.0254 米。——编者注

鲁肽已被研发出来，[59]但尚未被批准用于减肥。然而，初步证据表明其减肥效果可与注射版本相媲美。[60]替西帕肽，商品名 Mounjaro 或 Zepbound，是最新获得 FDA 批准的减肥药，它似乎超越了司美格鲁肽，可导致体重减轻约 45 磅（20 千克），腰围缩短 5.5 英寸（14 厘米）。[61]

药物与手术减肥的较量

—— Syringe vs. Scalpel ——

这些结果与减肥手术相比，差距有多大？它们与长期手术减肥所能达到的效果相差不远，但仅是平均水平。[62]减肥手术的成功率并非百分之百，即使被视为金标准的手术程序，其失败率也赫然高达 20%。[63]同样，并不是所有人都能对 GLP-1 药物产生积极反应。[64]

在司美格鲁肽的主要临床试验中，大约 1/3 的受试者★展现出惊人的减重效果，被称为“超级反应者”。然而，亦有多达 1/6 的受试者，即使持续使用一年多的药物，也根

★ 受试者是指参加一项临床试验，并作为试验药品的接受者。——编者注

本没有明显的体重减轻。[65] 更有一些患者在使用该药物几年后，体重非但不降反而增加数十磅。[66] 在总体水平上，药物减肥与手术减肥均获得了令人瞩目的结果，但不容忽视的是，仍有高达 20% 的人无法通过手术或药物治疗来实现减肥目标。[67]

药物减肥会遭遇停滞期

—— The Weight-Loss Plateau ——

绝大多数人在使用新的 GLP-1 药物后确实体重减轻了，但大约一年之后，这种减轻效果会进入停滞阶段。在迄今为止持续时间最长的一项临床试验中，超过 17000 人被随机分配注射高剂量的司美格鲁肽或安慰剂，持续四年。[68] 总的来说，与注射安慰剂的受试者对比，注射司美格鲁肽的受试者体重减掉了 9%，但这一显著变化几乎全部发生在前 65 周内。尽管在接下来的近三年里，他们仍每周持续注射这种药物，但受试者的体重再未出现任何实质性的减轻。

这种减肥停滞现象在一次又一次的研究中重复出现，并非司美格鲁肽所独有，较新的 GLP-1 药物替西帕肽也是如此。因此，即使在最理想的情况下，在停滞期到来之前，以最高允许剂量使用最有效的 GLP-1 药物至少一年才能获得完全的减肥益处，研究人员发现，在减肥停滞之前，体重只下降了 34 磅（15 千克）左右。

图 1[69,70,71] 是高剂量司美格鲁肽（Wegovy）的药物说明书中罗列出的三个主要安慰剂对照试验的减重曲线图：

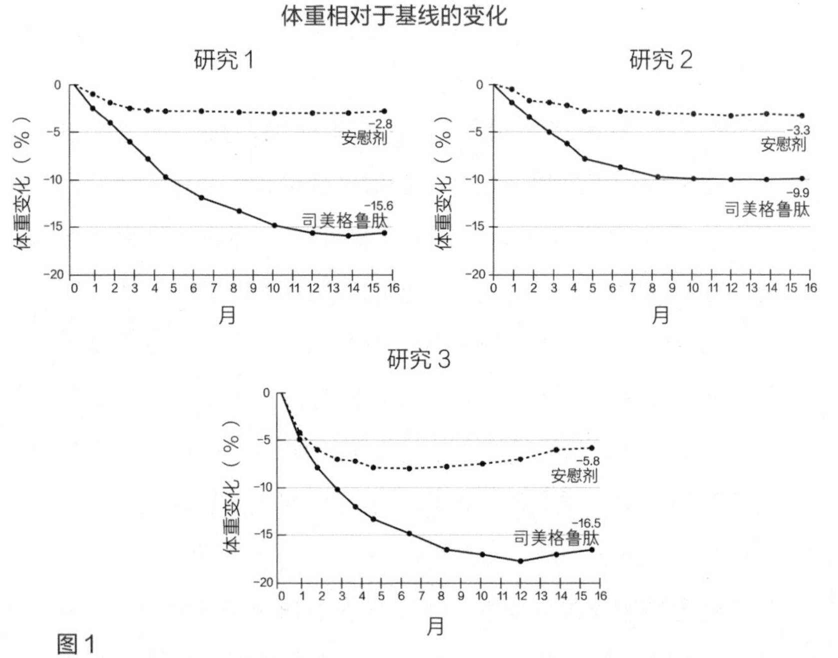

图 1

Wegovy [药品说明书]. 诺和诺德． 2024年 3 月 。

正如你所看到的那样，即使给自己持续注射这种药物，体重减轻也会在大约一年后戛然而止。是因为受试者的体重稳定在正常水平了吗？遗憾的是，事实并非如此，图 2[72,73,74] 揭示了更为真实的现状，他们始于肥胖，最终也未能摆脱肥胖的命运。

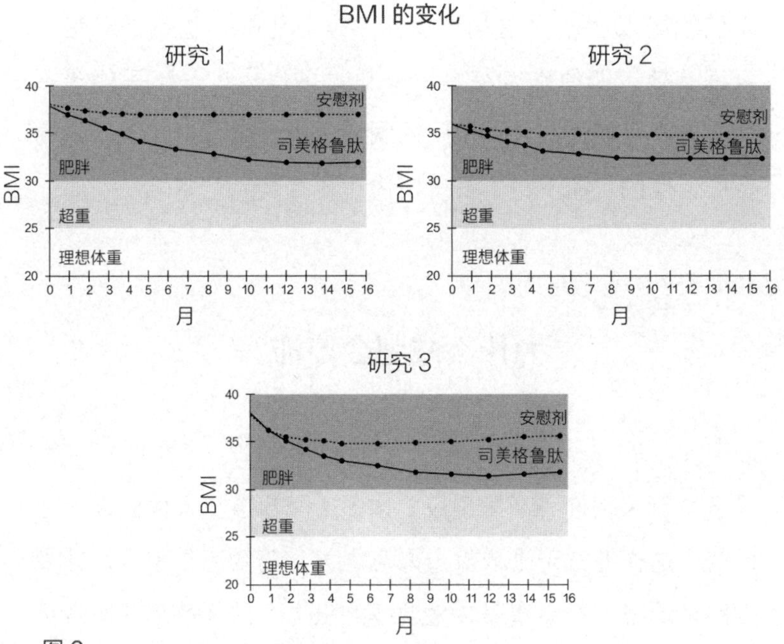

图 2

Wegovy [药品说明书]. 诺和诺德 . 2024 年 3 月。

这是与图 1 相同的曲线图，只是视角转向了体重状况。在研究开始时，受试者的身体质量指数（BMI）约为 37，属于重度肥胖。使用该药物一年多后，药物停止工作，他们的 BMI 约为 32，仍属于肥胖的范畴。受试者确实没有往昔那么肥胖了，但肥胖的标签依然如影随形。

由于这些药物被大肆宣传，人们可能不能充分意识到它们的局限性。[75] 这些药物并不是万能的，也不是对每个人都有效。即便确实有效，减肥效果也会在一年后停滞不前，患者可能仍然处于肥胖的困境之中。出于对体重反弹的担心，他们可能不得不终生使用这些药物。[76]

为什么减肥会停滞?

—— Why the Weight Loss Stops ——

不管采用何种减肥手段，体重下降都会步入停滞期。为什么会这样呢？无论依靠个人意志力、药物还是手术，减少卡路里的努力都会遭遇越来越多的阻力，因为持续的减重会更加激活我们体内的反馈调控机制，进而刺激产生更强烈的食欲。就 GLP-1 药物而言，最初食欲下降引起的体重减轻，会被明显呈指数级增加的热量摄入所削弱，因为人体会反抗，再次增加我们的饥饿感。在大约 12 个月的时间内，这种来自身体的阻力，加上体重减轻带来的热量需求减少，与持续减少卡路里的努力相匹配，导致体重下降逐渐停滞。[77]

为了更直观地理解这一现象，我们用一个经过验证的数学模型和一些具体数值来分析。

在逐渐增加到全剂量的司美格鲁肽后，人们每日的热量摄入似乎减少了近 1000 卡路里。难怪他们初期体重会迅速下降。然后，受试者的身体会通过再次增强食欲来抵制强烈的 GLP-1 信号。尽管如此，由于受试者仍然每周注射药物，所以他们的热量摄入并不会完全恢复到从前的水平，而是最终维持在每天只减少大约 400 卡路里。

难道受试者的体重不应该继续降低吗？毕竟这仍然比他们开始干预之前少了 400 卡路里。减肥步入停滞期，是因为在那一阶段，他们每天消耗的热量减少了 400 卡路里，仅仅是因为他们的身体不必再携带额外的 30 磅（13.62 千克）左右的重量。所以，摄入的卡路里与消耗的卡路里达到新的平衡，减肥就停滞了。[78]

停止用药会怎样?

—— After You Quit ——

只要能够保持每天少摄入 400 卡路里的习惯，就可以有效地保持稳定的体重。但一旦停止使用药物，胃口恢复了，受试者又会开始恢复最初减掉的体重。下面是在司美格鲁肽 [79] 和替西帕肽 [80] 各自的药品说明书中公布的两条体重恢复曲线：

所有受试者最初都使用药物，平均而言，体重开始下降。然后，一些人在不知情的情况下被随机分配到安慰剂组。结果显示，那些继续注射药物的人体重持续下降，直到进入停滞期，而那些改用安慰剂的人开始恢复他们最初减掉的所有体重。[81]

随着减肥效果的消失，其带来的健康益处也消失了。在司美格鲁肽的试验中，血压会随着体重的下降而下降，但当体重开始回升时，血压也随之反弹，就好像受试者从未服用过这种药物一样。事实上，甚至在体重完全恢复之前，血压就先回升到了原来的水平。同样，血糖和全身炎症指标也开

体重恢复曲线

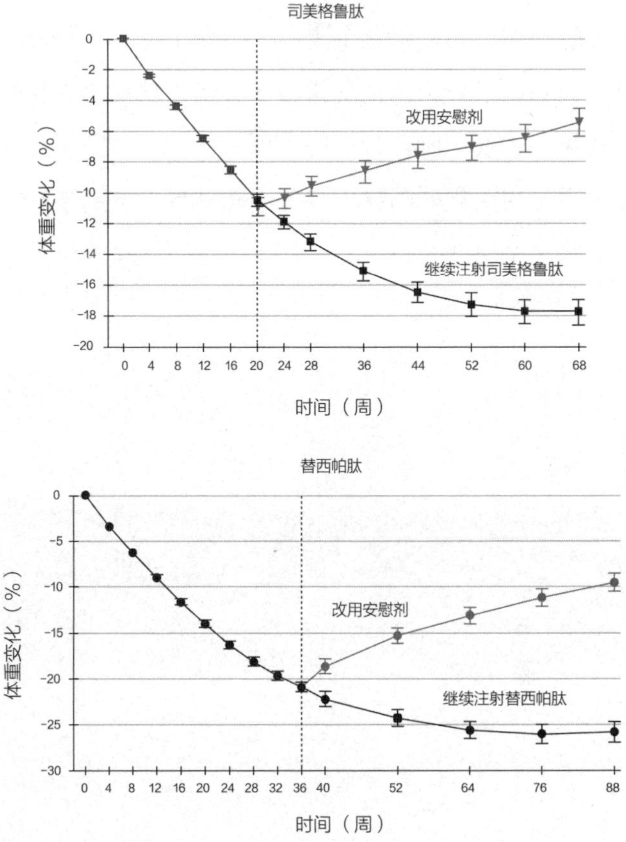

图 3

Rubino D,Abrahamsson N,Davies M,et al.Effect of continued weekly subcutaneous semaglutide vs placebo on weight loss maintenance in adults with overweight or obesity: the STEP 4 randomized clinical trial.JAMA. 2021;325(14):1414－25.

Aronne LJ, Sattar N, Horn DB, et al. Continued treatment with tirzepatide for maintenance of weight reduction in adults with obesity: the SURMOUNT-4 randomized clinical trial.JAMA. 2024;331(1):38－48.

始缓慢回升。[82] 所以，受试者可能从肥胖开始，最终又回到肥胖的状态，我们将在余生中，不得不每天或每周继续使用这些药物，以防止体重反弹。这些药物被视为需要长期使用的药物，也成了制药行业的“摇钱树”。[83] 它们实际上是治疗生活方式疾病的药物，因为不能从根本上解决问题，可能需要终身服用。

3

尚未启程便已放弃

QUITTING BEFORE EVEN STARTING

GLP-1 药物不是灵丹妙药。它们的减肥效果被描述为“显著但有限”。[84] 即使是最有效的药物，也只能让体重减轻 20% ~ 25%，然后停滞，这仍然会让使用者处于肥胖状态，只是体重稍微减轻一点。值得注意的是，这些药物只有在持续使用时才有效，[85] 但大多数人在达到有效剂量前几个月就停药了。[86]

制药商建议在用药 4[87] 或 5 个月 [88] 后增加使用量，但根据超过 169000 名使用 GLP-1 药物进行体重管理的真实患者的情况，大多数患者连 3 个月都坚持不了，因此他们几乎不可能获得任何临床意义上的体重减轻。事实上，只有大约一半的患者能够持续用药 2 个月，80% 的患者在 6 个月后就退出了。[89]

药物减肥需要高昂的花费

—— A Belly for an Arm and a Leg ——

为什么人们坚持不下去呢？价格或许是一个不可忽视的因素。例如，用于减肥的高剂量司美格鲁肽（商品名 Wegovy）每月的费用高达 1350 美元，[90] 而且这笔开销可能需要持续支付，因为一旦停止用药，任何减轻的体重都可能会反弹回来。[91] 因此，对于那些没有保险而需要自掏腰包的患者来说，每年的费用可能超过 1.6 万美元。[92] 有人可能会说健康饮食的价格也不菲？但实际上，“以食为药”（Food Is Medicine）项目能以低至 1/10 的价格将健康食品送到家门口，甚至可以用药物成本的一小部分来直接预定健康餐食。[93]

不过，这些药物的价格并不是一成不变的。竞争可能会推动价格下降，但每种 GLP-1 药物都受到大约 20 项专利的保护，其中许多专利要等到 2040 年或更晚才会失效，所以其在美国的价格短期内不太可能下降 [94]（除非政府愿意介入谈判以降低价格）。[95]

肥胖症本身不是常被视为一种富贵病吗？是的，但即使考虑到降低折扣后的处方价格和任何可能实现的医疗成本降低，这些药物也不被认为物有所值。一项分析计算出，使用这些药物的人每年的医疗支出总额翻了一番，从开始用药前的每人约 1.3 万美元增至 2.6 万美元。尽管减肥的好处会随着时间的推移而逐渐显现，但由于一旦停止药物治疗，体重就会反弹，这也就不难理解，为何保险公司会对支付这笔高昂费用持谨慎态度。[96]

由于使用这些药物的人会步入减肥停滞期，可能仍然无法摆脱肥胖的困扰，你可以想象，每月花费一千多美元是多么不值得。你也可以理解为什么人们会选择及时止损。但是，花费并不是导致坚持使用 GLP-1 药物的人数稀少的唯一原因。事实上，那项涉及 169000 名用药者的研究主要针对的是保险覆盖的人群，尽管他们的药费由保险支付，但大多数人仍然在几个月内停止用药。[97] 所以，大多数人开始药物治疗后很快放弃的主要原因可能并非费用，而是药物带来的“严重”[98] 的副作用。

/ Why So Expensive? /

为何这些药物如此昂贵?

为何这些药物一开始定价如此之高?美国参议院卫生委员会主席伯尼·桑德斯(Bernie Sanders)直言不讳地指出:“除了贪婪,没有任何合理的解释。”他指出,同样的药物,在加拿大每月需支付 155 美元,但在德国只需 59 美元。[99] 生产 Ozempic 和 Wegovy 的丹麦制药巨头诺和诺德(Novo Nordisk)也列出了用于减肥的高剂量版本的价格,在美国每月 1350 美元,而在英国只需 92 美元。[100]

当研究人员计算药物的“预计最低价格”,即生产和销售利润时,他们将其确定为每月 40 美元。这意味着诺和诺德可以每月 40 美元的价格生产和销售 Wegovy,且仍然可以赚取 10% 的利润。[101] 但当你可以获得超过 3000% 的利润时,为什么要只赚取那区区 10% 的利润呢?

那么制药公司难道不需要巨额利润来收回研发成本

吗？诚然，开发新药确实是一项耗资巨大的工程，现实中，大多数大型制药商花在“自我增值”方面的投入远远超过实际的研发投入。例如，据报道，诺和诺德公司通过回购股票等手段来提高股价，从而为股东谋取利益，其花费的资金（70 亿美元）是其所有研发投入（34 亿美元）的两倍多。[102] 更有甚者，制药公司在药品营销上的投入也可能远超研发成本。[103]

当一些患者每月为诺和诺德的药物支付高达 1000 美元的费用时，诺和诺德公司却在餐饮和旅行上挥霍数百万美元，来宴请医生，鼓励他们开出处方。[104] 实际上，诺和诺德曾因未公布其赞助的一项为医疗专业人员开设的培训课程而被医药行业协会暂停会员资格，而该培训课程恰好是为其一种 GLP-1 药物进行宣传。[105] 这一违规行为被认为非常严重，以至于英国皇家内科医师学院断绝了与这家制药巨头的关联。[106]

4

GLP-1 药物的常见副作用

COMMON GLP-1 DRUG SIDE EFFECTS

超过半数使用 GLP-1 药物的患者会在几个月内停药，[107] 而传统减肥药的失败率更是高达 98%。[108] 更令人沮丧的是，不管他们用药多长时间，大多数人使用这些 GLP-1 药物最终也无法摆脱肥胖的困扰，而且这还只是平均水平。只有很少一部分人，大约每 25 个人中有 1 个，能够达到理想的体重状态。虽然 1/25 可能看起来不多，但肥胖人群中能达到理想体重的本就寥寥无几，这一数据就显得尤为突出。[109] 如果没有采取减肥手术这样的极端措施，每 210 名一级肥胖（BMI 为 30 ~ 34.9）的男性和每 124 名一级肥胖的女性中，只有 1 人能够找到实现理想体重的方法。[110] 所以，这些 GLP-1 药物确实可以对少数人产生巨大的影响，前提是他们能够无限期地保持这种减肥效果。[111] 即使是那些负担得起费用的人，大多数人也会放弃使用 GLP-1 药物，主要原因是胃肠道副作用。[112]

司美格鲁肽类药物最常见的副作用包括恶心、呕吐、腹泻和便秘。[113] 这些不良的胃肠道反应几乎在每一项试验中都得到了证实，[114]但还没有严重到导致超过15%的受试者退出试验，绝大多数不良反应在他们停药后都有所好转。[115]使用高剂量司美格鲁肽的患者中，44%的人感到恶心，30%的人经历腹泻，24%的人出现呕吐，24%的人便秘，20%的人腹痛，[116]但是值得注意的是，注射安慰剂的受试者中也有16%的人感到恶心或腹泻。在安慰剂组，10%～11%的受试者报告便秘或腹痛，所以只有大约一半的便秘或腹痛副作用是由药物引起的。人们不会自发地呕吐（安慰剂组只有6%的受试者报告呕吐），所以这更有可能是药物引起的。[117]

对胃肠道的副作用

—— Controlling GI Side Effects ——

有些人可能完全不会经历这些胃肠道不适的症状，但我们依然可以采取一些措施来减轻可能的不适感。这些症状往往呈现出剂量依赖性，而且会随着用药时间的延长而逐渐减轻，所以医生通常会建议从低剂量开始用药，并在接下来的几个月里逐渐增加剂量，以确保患者能够适应。[118]患者还可以通过细嚼慢咽，适量减食，低脂饮食，小口饮水，呼吸新鲜空气，感到恶心的时候吃点饼干、苹果、薄荷和姜等来缓解症状。患者也应保持充足的水分摄入，但要避免摄入运动饮料、乳制品、咖啡、酒精和软饮料。那些症状异常严重的患者，可能要尽量避免在用餐时喝任何饮料。但如果症状持续或恶化，应立即通知自己的医生。[119]

必要时，医生也可以开具抗呕吐药来缓解减肥药可能带来的副作用，[120] 那么，对于那些并未频繁感到恶心的患者来说，他们是否仍然能够通过这些药物来实现减重效果呢？答案是肯定的，即使没有显著的胃部不适，这些药物仍然能够通过抑制食欲来促进体重减轻。[121]

/ Stop the Drugs Well Before Elective Surgery /

计划择期手术前，建议停这类药物

GLP-1 通过减缓食物在胃中的排空速度，使人的饱腹感持续更长时间，这可能会导致恶心和呕吐。当患者需要接受手术，必须进行麻醉时，GLP-1 也会导致严重的并发症。[122]

GLP-1 药物会减缓胃排空，因此美国麻醉医师协会建议患者在手术前一周停止使用该类药物。然而，令人担忧的是，即使患者已经按要求禁食了 8 小时或更长时间，在手术时仍可能因胃并未完全排空而将胃内容物误吸入肺部。而且有研究表明，仅仅停药一周可能还不够。[123]

尽管已禁食，但使用这些药物的患者胃内容物残留增加的发生率仍然较高，即使他们在麻醉前 7 天就停用了这些药物。[124] 因此，对计划进行择期手术的患者来说，建议在手术前至少 3 周停止使用司美格鲁肽之类的药物。[125] 但对于糖尿病患者来说，停用这些药物一个月左右可能不切实际，因为他们还需要依靠这些药物来控制血糖。但对于那些仅仅出于减肥目的而使用这些药物并且即将做手术的人来说，提前停用几周则是一个明智的选择。[126]

肌肉损失的副作用

—— Controlling Muscle Loss Side Effects ——

司美格鲁肽和其他 GLP-1 药物无疑可以帮助人们减轻体重，然而，人们往往忽视了所减体重的具体类型。[127]

通常情况下，当肥胖者体重减轻时，他们总减重的 25% 是来自非脂肪组织的重量——也就是他们的瘦体重★，包括肌肉。所以，体重秤上每减掉 4 磅，就有 1 磅并非脂肪。[128] 但是使用司美格鲁肽这样的药物，减掉的总体重中有多达 40% 是瘦体重。[129] 研究人员发现，那些使用高剂量司美格鲁肽或替西帕肽的人减掉了大约 14 磅（6.35 千克）的瘦体重，这相当于他们身体总瘦体重的 1/8。[130] 更直观地说，这甚至超过了因食管癌等恶性肿瘤而导致身体消瘦的患者所损失的肌肉量。[131]

那些受雇于这些减肥药公司的人对肌肉量的减少是否

★ 瘦体重是指身体中除去脂肪组织以外的肌肉、骨骼和其他非脂肪组织的总重量。——译者注

“具有临床意义”表示质疑。[132] 考虑到这些药物导致的肌肉损失“相当于衰老 10 年甚至更久”，我认为这确实具有临床意义。[133] 然而，制药行业顾问却持有不同观点，他们认为，即使体重减轻的 40% 实际上是肌肉，但大部分（60%）仍是脂肪，所以人们最终仍然能够达到理想的肌肉与脂肪比例。[134] 但这仅仅只是开始。请记住，因为药物成本高、存在副作用，甚至可能出现药物短缺等问题，大多数人坚持使用这些药物的时间不会超过几个月。[135] 当身体减掉的脂肪卷土重来的时候，人们担心失去的肌肉可能无法再恢复，所以使用者最终可能会遇到脂肪变更多的困境。[136]

这种体重循环现象与身体中多余的脂肪积累密切相关，特别是腹部和腰部周围。研究人员利用磁共振成像技术直接观察了肌肉量，发现人们的体重循环次数越多，他们的身体组成就越糟糕。[137]GLP-1 减肥药相关的“严重级别”的肌肉减少预计会增加虚弱的风险，但这种担忧仍然停留在理论层面，因为这些结果有待进一步研究。[138]

好消息是可以积极采取一些措施来应对这一问题。进行锻炼，尤其是像力量训练这样的抗阻运动，可减少流失的无脂肪组织比例，降幅可达 50% 甚至更多。[139] 如图 4 所示，基于 6 项关于热量限制减肥的研究，研究人员发现，热量限制但不运动的受试者比同样热量限制且结合抗阻运动的受试者减掉的体重更多。这看似违反直觉的结果其实另有原因，应该考虑减掉的是什么样的体重。没有结合抗阻运动的受试者减掉的更多是瘦体重，而那些进行运动的受试者几乎没有减掉任何瘦体重。[140, 141]

热量限制且结合抗阻运动vs.热量限制但不运动
对身体组成的影响

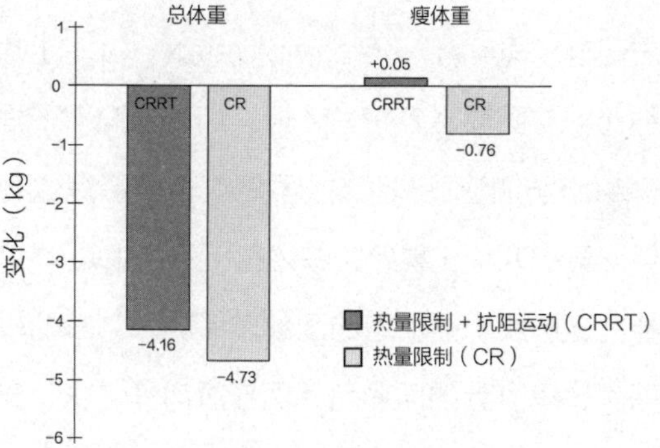

图 4

Sardeli AV, Komatsu TR, Mori MA, Gaspari AF, Chacon-Mikahil MPT. Resistance training prevents muscle loss induced by caloric restriction in obese elderly individuals: a systematic review and metaanalysis.Nutrients 2018;10:423.

抗阻运动被视为一种有效的策略，至少可以减少与减肥相关的肌肉损失。因此，对于开始使用 GLP-1 药物的人群，鼓励大家“尽早”启动一套为自己量身定制的抗阻训练计划。[142]

/ Ozempic Face /

司美脸

“司美脸”(Ozempic face)这个词引发了媒体的热议，它被用来描述药物使用者的面部扭曲。[143] [类似的说法还有“司美臀”(Ozempic butt)。[144]] 媒体报道这种药物与面部衰老有关，但人们认为面部下垂只是因为面部脂肪加速流失。[145] 虽然这种解释貌似合乎逻辑，但一篇研究这一现象的综述得出的结论是:“这种解释不能完全解释明显加速的面部衰老……”其他被怀疑导致面部过早衰老的因素包括面部肌肉量减少、皮肤结构完整性降低、干细胞功能和激素分泌变化。[146]

胆囊问题是快速减肥的另一个副作用。脂肪细胞释放的多余的胆固醇会像冰糖一样在胆汁中结晶，形成胆结石。[147] 从某种程度上而言，肌肉流失和形成胆结石可能只是这些药物在减肥方面副作用显著的标志。[148] 然而，随着这些药物的普及，罕见但严重的副作用逐渐出现。[149]

5

GLP-1 药物更严重的副作用

MORE SERIOUS GLP-1 DRUG SIDE EFFECTS

GLP-1减肥药司美格鲁肽和替西帕肽的说明书上都列出了一系列“警告和注意事项”，包括甲状腺肿瘤、急性胰腺炎、急性胆囊疾病、急性肾损伤（可能是由过度呕吐或腹泻造成的脱水[150]）、过敏反应、服用降糖药物时血糖降至最低的风险增加、2型糖尿病患者眼疾加重、心率监测需求增加以及产生自杀念头和行为。[151,152]

是否会增加自杀风险？

—— Suicide ——

首先从好消息说起。由于GLP-1受体在大脑各区域广泛表达，因此不良精神事件的发生从生物学的角度来看是合理的，但一项针对随机对照试验的荟萃分析并没有揭示GLP-1药物对精神健康存在任何有害影响，包括自杀。[153]然而精神疾病患者通常被排除在临床试验之外，因此可能限制了这些研究结果的普遍适用性。尽管如此，在更贴近日常生活环境的真实世界中进行的最新研究同样发现，产生自杀念头和行为的风险没有明显增加。[154]一项针对数十万使用减肥药的超重个体的研究甚至发现，与使用传统减肥药的人相比，接受司美格鲁肽治疗的患者产生自杀念头的风险不到使用传统减肥药人群的一半。[155]这不禁让人感觉到，新型GLP-1药物疗效的提升或许还有助于改善情绪。

甲状腺癌发病率会增加吗？

—— Thyroid Cancer ——

那癌症呢？司美格鲁肽和替西帕肽都带有所谓的甲状腺癌风险黑框警告。这是FDA对威胁生命的潜在风险最严格的警告。在啮齿类动物中，这些药物在临床相关暴露量（给人类开具的处方剂量）下可导致甲状腺癌，且癌症的发生与剂量和持续时间相关。我们还不知道这些减肥药是否会导致人类患上类似的癌症。安全起见，这些药物不应该开具给高危人群，例如那些有甲状腺癌个人病史或家族病史的人。医生还应建议患者对甲状腺异常保持警惕，包括颈部肿块或肿胀、吞咽困难、呼吸困难或持续声音嘶哑。由于尚未进行此类研究，因此通过超声筛查使用者是否患有甲状腺癌被认为是不确定的。

第一项引起人们对患甲状腺癌风险担忧的重要研究成果发表于 2023 年。[156] 研究人员发现，使用这些药物的人患甲状腺癌的风险显著增加，尤其是在使用这些药物几年后。他们的发现只是意外吗？遗憾的是，在汇集所有最好的研究之后，一项对随机对照试验的系统性回顾和荟萃分析也发现了风险显著增加，患甲状腺癌的概率大约增加了 50%。[157]

甲状腺癌的发病率是每 1000 人每年 0.285 例，意味着在 10 年的时间跨度里，预期每 1000 人中有约 3 个人会患上这种特定的癌症。[158] 所以，即使风险增加了 50%，在 10 年的时间里，也只是从原本不使用 GLP-1 药物的每 1000 人中有 3 人患甲状腺癌，增加到每 1000 人中有 4 人患甲状腺癌。

即使你是那个不幸患上甲状腺癌的人，相较于其他癌症，甲状腺癌也是相当轻微的。其相对 5 年生存率——与未患癌人群相比，确诊后 5 年内存活的可能性——高达 98.4%。[159] 然而，胰腺癌的情况可就完全不同了，其相对 5 年生存率只有 12.8%。几乎所有被诊断为胰腺癌的患者最终都会因此而丧生。[160]

胰腺癌发病率会增加吗?

—— Pancreatic Cancer ——

一项针对 1600 万名美国人处方记录的分析发现，与使用较老一代减肥药的患者相比，使用像司美格鲁肽这样的 GLP-1 药物的患者患胰腺炎的风险高出 9 倍、患肠梗阻的风险高出 4 倍。[161]GLP-1 药物会减缓胃肠动力，[162]一方面带来了好处（延长饱腹感），另一方面也带来了弊端（呕吐和恶心感），但有时我们的肠道运动会变得过于迟缓，以至于它停止工作，从而导致肠梗阻。[163]肠梗阻可能需要紧急手术，但这种情况很少发生。用药 1 年后导致伤害需治疗人数是 1223 人，这意味着超过 1000 人使用该药物 1 年，才会造成 1 例额外的肠梗阻发生。因此即便使用 GLP-1 药物 10 年后，所累积的风险也低于 1%。[164]

那么胰腺炎风险增加的情况呢？[165]像 GLP-1 这样的消化道激素对多个器官具有多重作用，它的作用模式也许更像是精准度较低的“霰弹”，而不是精准度高的“子弹”，至少在作用于胰腺时，它没有展现出那么神奇的效果。[166] GLP-1 受体在胰腺中大量表达，在 GLP-1 药物的作用下，胰腺细胞会增殖，导致器官肿胀，并可能压迫胰管。[167] 这可能导致胰腺炎，至少在老鼠身上是这样的。后续的人体研究表明，GLP-1 药物可能会使患胰腺炎的风险增加高达 6 倍。[168]

不过，胰腺炎并不是主要问题。[169] 急性胰腺炎可能会引起剧烈疼痛，但更令人担忧的是胰腺的“亚临床”（无症状）炎症，它可能发展为胰腺癌。[170]GLP-1 的促增殖作用可能会使老鼠胰腺中潜在的癌前病变向癌症的进展加速。[171]

还记得吗？这些 GLP-1 药物的研发灵感来源于吉拉毒蜥唾液中发现的一种化合物。[172] 很少有人会静下心来思考，为什么这种生活在沙漠中的蜥蜴会产生这样的物质。吉拉毒蜥可以数周甚至数月不吃东西，它通过缩小消化道（包括胰腺）来在两次进食之间有效地储存能量。所以，当它终于迎来下一次进食的机会时，它需要一种机制来迅速促进自身组织的增殖。[173]

《英国医学杂志》（*BMJ*）的一项调查审阅了通过信息

自由请求获得的数千页文件，并“发掘出动物和人类研究中未发表的数据，这些数据表明胰腺发生了病理变化”，同时还揭露了“制药公司通过向学术界和医学期刊施压来阻止科学争议的企图”。[174] 为什么要对公众隐瞒这么重要的安全数据呢？[175]《英国医学杂志》的一篇社论引用了“三不猴范式”(Three Monkey Paradigm)：

“企业在法律上有责任监督自己的产品的安全性，但显而易见的是，我们无须为一个并不存在的安全问题负责。那些可以合理质疑或否认的担忧不会带来法律责任，而那些需要认真考虑的担忧（即使是在内部邮件中提及的）则可能大大增加企业面临诉讼的风险。因此，邀请企业监督自己的产品的安全性，给它们提供了不这样做的最强烈动机，这正是意外后果法则的一个生动体现。在这一范式中，三只猴子——不听、不看、不说，它们却被允许在保护公众安全的系统中肆意滋生。”[176]

著名的梅奥诊所的一位医学教授写道：“经过深思熟虑，大多数患者和临床医生可能会选择避免使用基于 GLP-1 的药物，或者至少避免在很长一段时间内使用它们。”[177]

这些直言不讳的言论是在一项关键的人类研究证实这些担忧之前发表的。研究人员从脑死亡的器官捐赠者那里获得了高质量、可用于移植的胰腺，这些捐赠者在死前至少使用了一年的 GLP-1 药物，结果发现每个胰腺都表现出异常，包括明显的肿大、异型增生，甚至有一些小肿瘤。[178]

据报道，根据 FDA 的不良事件报告系统，数千例胰腺癌病例与 GLP-1 药物（如司美格鲁肽）存在关联，[179] 但是，这类数据库依赖于自愿报告，存在以偏概全的可能性，因此其局限性较大。[180] 以美国疾病控制与预防中心（CDC）的疫苗不良事件报告系统数据库为例，研究人员发现，州里倾向于投票给共和党的人数越多，提交关于 COVID-19 疫苗不良反应的报告就越多。[181] 那么，在向 FDA 提交胰腺癌报告的病例中，是否也存在类似的报告偏颇呢？GLP-1 药物与胰腺癌的关联目前尚不明确，[182] 也许还需要数年时间才能得出确凿的结论。对此，约翰 · 霍普金斯大学的一位药物安全研究人员质问道："在这些争议尘埃落定之前，谁来承担时间流逝所带来的负担，这才是最根本的问题所在。"[183]

如果真心希望远离癌症，那么保持健康的体重就绝非儿戏。一项涉及数百万人的大型研究显示，如果长时间处于超重或肥胖状态，罹患18种不同类型癌症的风险就会显著上升。[184]所以，即使这些药物可能增加患甲状腺癌和胰腺癌的风险，但如果它们能使体重大幅减轻，是不是代表这些药物反而可能降低患癌症的总体风险？一项针对减肥手术研究的荟萃分析发现，接受手术的人往往会减掉很多体重，使患癌风险大大降低，甚至将死于癌症的风险降低了近一半。[185]基于这些数据，一项模型研究预测，在未来25年内，广泛使用GLP-1减肥药有望预防超过1%的癌症病例，[186]而癌症只是美国人的第二大“杀手”。[187]减肥对心血管健康的好处，难道不会远远超越任何潜在的风险吗？[188]

6

GLP-1 药物的风险与肥胖的风险，孰重孰轻？

THE RISKS OF GLP-1 DRUGS VS.
THE RISKS OF OBESITY

使用 GLP-1 药物，每年发生胰腺炎、甲状腺癌和肠梗阻等严重副作用的绝对风险约为 1% 或更低。[189] 当然，当数以百万计的人使用它们，即使相对罕见的副作用也会出现在很多人身上，但肥胖本身就有严重的副作用。

具有讽刺意味的是，GLP-1 药物的一个潜在副作用是它们可能太有效。它们可以抑制食欲，导致一些极端减重的案例出现，例如，有人采取“只包括水和无糖汽水”的极端节食方式，有人开始尝试一周仅进食一次的饮食计划。[190] 选择挨饿显然对健康不利，但是在讨论这些药物的利弊时，必须考虑减掉多余体重带来的好处。

选择减肥手术

—— Choosing Surgery ——

身体脂肪过多是代谢性疾病的主要风险因素，几乎涉及我们身体的每一个器官。导致的代谢性疾病主要有 2 型糖尿病、心脏病、脑卒中、痴呆、肝病、睡眠呼吸暂停、骨关节炎、不孕症，以及包括乳腺癌和结肠癌在内的某些癌症。对一些人来说，手术似乎是他们最好或唯一的选择。

吸脂术是目前全球最受欢迎的整容手术，它的效果确实仅限于美容层面。[191] 一项发表在《新英格兰医学杂志》（*NEJM*）上的研究对 15 名肥胖女性在吸脂手术前后的情况进行了评估，她们体内大约平均吸出了 20 磅（9 千克）脂肪，导致总体脂肪含量下降了近 20%。[192] 通常情况下，仅仅减掉体重中 5% ~ 10% 的脂肪，我们的血压、血糖、炎症水平、胆固醇和甘油三酯就会有显著改善，[193] 但在大规模吸脂手术后，这些益处并未出现。[194]

这表明，皮下脂肪，即位于皮肤下方的脂肪，并不是问题所在。肥胖的代谢损伤实际上来源于内脏脂肪，它们紧紧包裹甚至渗透到内脏器官中，就像肌肉和肝脏中的脂肪形成的大理石纹理一样。要减掉那些危险的脂肪，必须确保热量摄入低于热量消耗，这可以通过抑制食欲的药物或手术改变身体结构等方法来实现。

从 1998 年首次国际调查记录的每年约 4 万例，[195] 到如今仅在美国每年就进行数十万例，[196] 减肥手术的应用急剧增长。那么，减肥手术的整体效果可以为讨论 GLP-1 药物的整体效果提供什么启示呢？

减肥手术对健康的影响

—— Health Outcomes of Bariatric Surgery ——

减肥手术并非毫无风险。[197] 腹腔镜鲁氏 Y 形胃旁路术作为最受欢迎的手术之一，凭借高安全性（死亡率低于 0.5%）而被视为“金标准”方法。（听到有人吹嘘手术室里每 200 人中不超过 1 人死亡，着实令人震惊。）这种手术涉及大型手术操作，但它能够实现大约 25% 的长期体重减轻，这足以与一些新型 GLP-1 药物的最佳效果相媲美。[198] 那么，如果只关心延长寿命，减肥手术所带来的减重益处，是否足以让我们忽视手术过程中可能面临的死亡风险呢？

一项基于数百万患者的荟萃分析发现，在 1250 名接受减肥手术的患者中，只有 1 人因手术而死亡。考虑到那些没有丧生的人通常会减重很多，即使将围手术期★的死亡率也考虑在内，减肥手术也与延长6年寿命有关。[199]因此，即使考虑到手术的死亡风险，平均而言，选择手术干预仍可能会显著延长我们的寿命。

不过，减肥手术确实有相对较高的并发症风险。在手术后的头五年，大约1/4的患者会出现不良反应，而每50人中就有1人的情况非常糟糕，他们不得不重返手术台接受修正手术。[200]这恰恰是药物治疗的优势所在。如果患者经历严重的药物副作用，通常只需停止用药，副作用就可能逐渐消退，但是对于那些经历过大部分胃部切除或肠道重新排列的患者而言，可供选择的补救措施可能就不多了。

研究人员观察了减肥手术对60多种健康结果的影响，尽管接受手术的人可能更容易出现自杀倾向、骨折和胃酸反流等问题，但罹患并死于癌症、糖尿病和心血管疾病的风险似乎更低。在66项具有统计学意义的健康结果中发现，

★ 围手术期是指围绕手术的全过程，从患者决定接受手术治疗开始，到手术治疗，直至基本康复，包含手术前、手术中及手术后的一段时间。具体是指从确定手术治疗时起，直到与这次手术有关的治疗基本结束为止，时间约为术前5~7天至术后7~12天。——编者注

85% 显示减肥手术具有明显的保护作用，包括降低各种原因导致的死亡风险。[201]

所以，总体来说，减肥手术的好处远远大于风险，但这更多地反映了携带过多脂肪所带来的风险，而非手术本身的绝对益处。在使用 GLP-1 药物时，在血糖、血压和胆固醇等风险因素方面也看到了大致相似的改善，[202] 但是衡量风险与收益的关键，实际上取决于这些药物对患者临床疾病结局的影响。那么这些药物真的能延长患者的寿命吗？真的能降低心脏病发作的风险吗？

GLP-1 药物对健康的影响

—— Health Outcomes of GLP-1 Drugs ——

“越瘦越好”一直是降低心血管疾病（如心脏病发作和脑卒中）风险的传统观念。[203] 然而，过去有些减肥药虽然显著降低了体脂，却增加了患心血管疾病的风险。[204] 因此不能简单地认为药物诱导的体重减轻总能对心脏有益。如果像司美格鲁肽这样的 GLP-1 药物能够降低心血管疾病的发生率，那么将极大地使天平向有利的方向倾斜，毕竟心脏病发作和脑卒中是导致死亡的主要原因之一。[205] 近 20 年来，GLP-1 药物一直被广泛用于治疗糖尿病。那么，研究结果发现了什么呢?

一些研究发现，在高风险的糖尿病患者中，与接受安慰剂的患者相比，随机接受司美格鲁肽治疗的患者患心血管疾病的风险显著降低，但也有其他研究没有发现这一点。制药公司资助的研究团队在面对这种结果提示缺乏显著益处的情况时，采取了乐观的视角，他们将心血管风险描述为“与安慰剂相当”。[206] 这被认为是一种宽慰，因为它至少没有表现出比安慰剂更糟糕的心血管安全性，这在过去减肥药领域频繁出现问题的大背景下显得尤为重要。毕竟，对心血管风险没有影响，相较于增加其风险，无疑是一个更积极的结果。

然而，确实有足够的证据表明它对心脏具有保护作用，因此，2020 年，司美格鲁肽被批准用于 2 型糖尿病高危人群的心脏保护。[207,208] 但是，这种心血管风险的降低可能主要归因于血糖的降低，而非体重的减轻。从减肥药的角度来看，问题来了：对于那些没有糖尿病的人，他们的心血管健康状况会如何变化呢?

研究人员发现，在超重或肥胖且已患心血管疾病但没有糖尿病的患者群体中，与接受安慰剂的患者相比，随机接受减肥剂量的司美格鲁肽治疗的患者心脏病发作或脑卒中等心血管事件发生或因此死亡的总体风险较低。这一结果令人鼓舞，但是必须明确一点：这项研究只针对已患心血管疾病的患者。[209] 对于那些未确诊动脉粥样硬化的人群，这些减肥药在预防心血管事件方面的效果，目前仍是未知数。

尽管如此，很多超重的人都有心脏病发作、脑卒中或周围血管疾病的病史。那么，药物提供的保护到底有多大意义呢？在几年的时间里，8% 的心血管疾病患者在接受安慰剂后再次出现心血管事件，而在接受药物治疗的患者中，这一比例降低到了 6.5%。从 8 到 6.5，相对风险下降了约 20%。[210] 遗憾的是，许多新闻报道大多聚焦于这 20% 的相对风险降低，却忽略了它仅代表了 1.5% 的绝对风险降低。尽管 8 到 6.5 的下降幅度达到了约 20%，但相比之下，绝对风险仅降低了 1.5%。换句话说，为了预防一次心脏病发作、脑卒中或心血管死亡，需要 67 人连续数年接受这种药物治疗。[211] 就个人而言，这个数字可能显得微不足道，毕竟成为 67 人中那个“幸运儿”看似概率不大。但从整体人口规模来看，这一影响是巨大的。事实上，它与降低胆固醇的他汀类药物不相上下，后者的绝对风险降低率同样在 1.5% 左右。[212]2024 年 3 月，FDA 批准了高剂量司美格鲁肽用于减肥以外的目的，并授权其用于降低既往心血管疾病患者的心血管风险。[213]

GLP-1 药物利大于弊吗?

—— Do GLP-1 Drug Benefits Outweigh Their Harms? ——

对于那些已经患有心血管疾病的人来说，预期益处将远远超过已知的风险。那么，对于没有心血管疾病的其他人群而言，情况又是怎样的呢？2024 年夏天，首份关于收益与风险平衡的量化分析报告面世。研究人员得出结论，对于那些使用药物后体重减轻 10% 的人来说，使用药物利大于弊的可能性超过 90%，但对于那些体重只减轻了 5% 的人来说，情况正好相反。[214]

研究人员是这样分析的：如果 1000 人连续使用这些 GLP-1 药物两年，预计其中 375 人会减重至少 10%，并获得减肥带来的所有附加益处。然而，与此同时，也会有一系列不良反应发生，221 人出现恶心症状，118 人便秘，110

人呕吐，100 人腹泻，84 人胃部不适，57 人脱发，51 人放屁频率增加，46 人打嗝过多，43 人上腹部疼痛，41 人下腹部疼痛，22 人头晕，17 人低血糖，13 人头痛，8 人患胆结石，4 人在注射部位出现不良反应，还有 4 人不幸患上胰腺炎。[215]

当然，在权衡净获益与风险时，极大程度上取决于不同人的风险接受程度，例如已经秃顶的人就不会担心脱发问题。此外，该分析还忽略了获益可能会逐渐减弱这一点。如前所述，使用这些药物大约一年后，体重减轻就会停滞不前，但药物带来的副作用却可能仍然存在。那么，一旦减重到达停滞期，到底应该停止用药并随着体重的反弹而失去所有益处，还是应该继续用药以保持最初的减重效果（即使无法再进一步减轻体重），而同时承担可能不断累积的潜在风险呢？

目前，由于部分药物及其用药方案相对较新，我们对其可能带来的长期危害或益处还知之甚少。更为棘手的是，美国儿科学会已经提议将这些药物应用于青少年，甚至包括年仅 12 岁的儿童。[216] 这些药物是通过作用于大脑发挥作用的，那么，如果青少年长期使用这些药物，谁能预料它们会对儿童发育及后续成长产生什么影响呢？[217]

最终，美国糖尿病协会的《糖尿病护理》（*Diabetes Care*）杂志上，一篇针对 GLP-1 药物的批评性分析得出了这样一个大家熟悉的结论：“在缺乏任何长期有益结果证据的情况下，一类新型抗糖尿病药物被迅速推向市场并广泛推广。尽管危害的证据不断积累，但却被大力忽视……要求制药商自行监管其产品的安全性，这一期望显然不切实际。应当庆幸，那些负责飞行安全的人员不会基于这样不切实际的假设来行事……”[218]

虽然当前已有证据表明，该药物在几年内能带来短期的益处，但在未得到证实之前不能妄断其长期使用的安全性。[219]

/ Compounding the Issue /

复方药房与医学美容的隐忧

如果没有实际使用药物，那么讨论风险与获益就毫无意义。由于这些药物的短缺，患者只能求助于那些提供未经 FDA 批准的药物版本的复方药房。[220] 过去，复方药房一直饱受严重的安全问题的困扰，例如曾爆发过由发霉的药瓶引发的真菌性脑膜炎流行。在那场悲剧中，751 名患者不幸受到波及，60 多名患者因此而失去了生命。[221]

至少复方药房在州级层面受到监管。[222] 在所谓的医学美容机构和“健康诊所”，消费者保护可能形同虚设，这些地方甚至可能会给顾客注射未知的东西。尽管如此，人们似乎并没有太关注 FDA 针对复合 GLP-1 药物多次发出的警告。[223,224] 正如《滚石》(*Rolling Stone*) 杂志一篇文章的标题所言：“FDA 向司美格鲁肽使用者发出了警告，但这些人根本不在乎。”[225]

7

提升 GLP-1 水平的饮食和生活方式

BOOSTING GLP-1 WITH DIET AND LIFESTYLE

考虑到 GLP-1 药物可能带来的潜在副作用、长期影响的不确定性和经济成本，我们能否对这些药物说“不”，转而通过改变饮食和生活方式自然地增加 GLP-1 的水平，从而在规避风险的同时获得 GLP-1 带来的益处呢？

当然，运动值得考虑。[226] 到目前为止，已有五项关于运动与 GLP-1 关系的研究，其中四项研究发现，无论是进行高强度的间歇性训练还是中等强度的连续训练，总 GLP-1 水平均有所升高，而两者之间没有明显差异。[227] 然而遗憾的是，这似乎存在“发表偏倚”的问题，一些未能观察到明显效果的试验可能并未被公开发表，从而导致研究结果出现偏差。因此运动对 GLP-1 的确切影响仍有待进一步验证，但运动有什么坏处吗？大量证据表明，几乎每个人都可以通过运动在健康方面获益。[228]

那么饮食又如何呢？各种天然食品、饮料和香料已被科学证实可以有效提升我们体内天然的 GLP-1 水平。[229]

这是否意味着它们足以成为 GLP-1 类药物（如司美格鲁肽）的理想替代品呢？

天然产生的 GLP-1 可与药物匹敌吗？

—— Can Our Natural GLP-1 Rival GLP-1 Mimics? ——

通常情况下，血液中的 GLP-1 水平会随着进食活动而自然波动。使用 GLP-1 药物的说法是药会在血液中维持一个“相对稳定且较高”的水平——而这里的“高”实际上还远未充分描绘其真实情况。[230] 在我们进食后的两小时内，自然产生的 GLP-1 水平会上升到每升 20 或 30 皮摩尔（picomole）。[231] 相比之下，使用 GLP-1 药物后其水平通常能达到每升 20 ~ 30 纳摩尔（nanomole）。其中，“皮”（pico-）表示万亿分之一，而“纳”（nano-）则表示十亿分之一。因此，药物水平是天然水平的上千倍之多。[232]那么，提升天然 GLP-1 水平根本不可能接近或匹敌药物所带来的显著效果。

这种巨大差异的部分原因可能在于从人体静脉采血进行实验室检测的过程中所产生的误差。天然 GLP-1 会被血液中的一种酶迅速灭活，因此，当 GLP-1 由肠道分泌时，穿过肝脏、心脏和肺部，进入动脉系统，最终再通过静脉回流，实验室技术人员正是从静脉中采血，所检测到的 GLP-1 水平会比它在全身各处与 GLP-1 受体结合时的水平要低。[233]

天然 GLP-1 水平与药物之间更为关键的差异在于其在血液中自由漂浮的数量。毕竟，像司美格鲁肽这样的药物能够在人体内停留数周，而不是像天然 GLP-1 那样仅存在几分钟。[234] 这些药物经过化学修饰，能够与血液中含量最丰富的蛋白质紧密结合。因此，尽管这些药物在血液中的总浓度处于纳摩尔级别，但由于它们与蛋白质紧密结合，所以血液中真正活跃的，能够与组织受体相互作用的游离水平要低约 100 倍。因此，虽然看上去药物浓度似乎远远超过天然 GLP-1 水平，但实际上可能接近天然 GLP-1 水平。[235]不过，降低食欲的主要作用发生在大脑中，这一过程可能并不完全依赖于血液中的浓度。[236]

体内 GLP-1 的分泌源自肠道，但肠道对食物摄入的调节发生在大脑中。[237] 虽然 GLP-1 可以穿过血脑屏障，[238] 但在抵达血脑屏障之前，大部分不会就被血液中的酶所分解了吗？我们的脑干中的神经也可以分泌GLP−1，而且肠道和脑干之间存在着一种直接的联系，叫作迷走神经。进食后肠道产生的GLP−1会刺激迷走神经向大脑传递信号，而不需要依赖直接的血液运输。[239]在这种情况下，如果GLP−1主要通过迷走神经发挥作用，为什么GLP−1受体会遍布全身的多个器官，[240]包括胰腺、肾脏、肝脏和心脏呢？一个可能的解释是，强烈的饮食刺激可以将血液中的GLP−1提高到足以激活这些外周受体的水平。

通常情况下，饭后GLP−1会通过迷走神经直接向大脑发送降低食欲的信号。然后大脑将信息传递给全身的相关系统。血液中高水平的GLP−1药物（如司美格鲁肽）可以直接通过血液循环到达所有这些器官，包括大脑。[241]强烈的膳食GLP−1刺激是否可以一举两得，既能通过迷走神经触发食欲降低信号，又能激活外周器官上的GLP−1受体呢？

通过将不同浓度的GLP−1直接注入人体静脉，可以观察到饥饿感和食物摄入量呈现出剂量依赖性的减少趋势。[242]然而，注射研究中使用的剂量通常可以将GLP−1的基线水平提高4倍或更多，相比之下，食物引起的GLP−1水平升高往往只能达到2倍左右。因此，虽然高剂量GLP−1注射可以明显改变饥饿感和进食行为，但一直以来都存在疑问，饮食诱导的 GLP–1 分泌是否能够产生可测量的效果。[244] 实际上最新的研究表明，是可以的。

如果还记得的话，食物会使血液中 GLP–1 的水平自然提升到大约每升 20 皮摩尔。研究发现，只要将 GLP–1 水平提高到每升 15、10 甚至 5 皮摩尔，就能显著减少食物摄入量——例如在自由进食的情况下少吃 30% ~ 35%。[245] 这完全在可实现的饮食调整范围内。

因此，即使饮食调节的 GLP–1 分泌水平轻微增加，也足以产生临床意义。我们无须追求达到与使用药物相当的水平，这是有道理的。如果食物最终没有抑制食欲，为什么身体会自然产生这种具有抑制食欲作用的激素呢？

细嚼慢咽有助于提升 GLP–1 水平

—— Chew on This ——

GLP–1 的分泌不仅取决于吃什么，还取决于怎么吃。在一项研究中，受试者被要求吃同样的食物，但分别要求一组每口咀嚼 15 次，另一组 40 次，结果显示，咀嚼 40 次的受试者体内的 GLP–1 水平要高于咀嚼 15 次的受试者。此外，咀嚼 40 次的受试者最终比咀嚼 15 次的受试者要少摄入 75 卡路里的热量。[246] 所以，增加食物的咀嚼次数，有助于减轻体重，但是谁又愿意每吃一口都数着咀嚼次数呢？如果我们只吃更耐咀嚼的食物怎么样呢？

研究人员让受试者吃相同量的卷心菜丝或卷心菜泥，同样的食物，同样的分量，唯一的区别在于卷心菜丝需要反复咀嚼，而卷心菜泥不需要。结果显示，与吃卷心菜泥的受试者相比，吃卷心菜丝的受试者血液中的 GLP–1 水平升高可持续长达 90 分钟。[247] 为了确保实验结果的准确性，研究人员还谨慎地确保每组受试者都以相同的速度进食，因为吃得慢也会导致更大的 GLP–1 反应。

如果研究对象被要求在 5 分钟或 30 分钟内吃相同量的冰激凌，那些吃得慢的受试者在吃完冰激凌后的数小时内，血液中的 GLP–1 水平显著上升，总体上升幅度约 30%。[248] 但是，虽然这些受试者的平均体重超出了正常范围，与美国人的平均水平相比，仍然要苗条得多。[249] 那么，对于那些肥胖的人来说，减缓进食速度结果会一样吗？他们真的可以从额外的 GLP-1 水平增加中受益吗？

还是同样的冰激凌研究方案，研究人员发现，肥胖的青少年与超重但未达到肥胖标准的成年人在进食速度对 GLP-1 反应的影响上表现出了相似的结果，吃得慢一些，GLP-1 反应更明显。但是，对于肥胖的成年人来说，进食的速度对 GLP-1 的反应没有显著影响。饱腹感方面也是如此。肥胖的青少年吃得越慢，他们的饱腹感就越强烈，而且这种饱腹感持续的时间也越长，但对于肥胖的成年人来说，进食的速度似乎无关紧要。[250]

至少对某些人而言，无论吃什么，通过增加咀嚼次数、放慢进食速度，都可能会提升 GLP-1 水平。然而值得注意的是，有些食物在提升 GLP-1 水平方面具有特别显著的效果。

8

提升 GLP-1 水平的绝佳食物

FOODS THAT BOOST OUR GLP-1

一篇题为“天然产物促进 GLP-1 的分泌”的综述文章总结道:“有力”的数据表明，红洋葱、荞麦、人参、姜根、栀子、绿茶、小麦纤维、大豆、肉桂、小檗碱（刺莓中发现）、槲皮素（刺山柑中发现）、姜黄素（姜黄中发现）和白藜芦醇（葡萄中发现）都对 GLP-1 活性具有显著影响。[251] 人们希望通过摄入特定的食物来促进自身 GLP-1 的分泌，以带来与 GLP-1 药物相似的好处，同时避免那些药物可能产生的严重副作用。

任何时候，综述类的文章利用二手资料做出事实陈述时，对其引用的原始研究进行复核是非常有必要的。例如，上面提到的综述引用了三项声称大豆可以诱导 GLP-1 分泌的研究，但是综述中并没有明确提及这些发现是基于小鼠[252]、大鼠[253]和细胞培养实验[254]得出的。关于人参的证据也仅限于大鼠[255]和试管实验。[256] 此外，从栀子中提取的成分也据称可以“增强 GLP-1 的分泌”，但同样，这一结论也是基于细胞实验和啮齿类动物实验得出的。[257] 然而当在人体上进行测试时，栀子组的受试者的 GLP-1 水平却呈现下降。[258]

白藜芦醇是在葡萄中发现、也存在于葡萄酒中的一种生物活性化合物，它的表现如何呢？它在糖尿病老鼠身上表现出有效，[259]但在人类糖尿病患者身上却未能产生同样的效果。[260]

绿茶同样位列其中，据称它能提升人类患者体内的 GLP-1 水平，但事实上，与安慰剂相比，这种提升并没有达到统计学上的显著意义。[261]另外，据说橄榄油相较于黄油能诱导产生更多的 GLP-1，但所引用的研究中并没有显示出两者之间存在任何显著差异。[262]不过，值得注意的是，这一研究是针对非糖尿病患者进行的。而一项针对糖尿病患者的类似研究确实观察到了更大的 GLP-1 反应，但提升幅度也仅仅约为 15%。[263]

互联网上或许会遇到一些所谓的专家声称吃牛油果"和打减肥针一样有效"。[264]主流媒体文章时常引用"营养学家"的观点，他们声称牛油果"具有与神奇减肥针司美格鲁肽相媲美的效果"。[265]虽然牛油果可能在老鼠身上有效，[266] 但是研究发现，在人类饮食中添加牛油果反而导致 GLP-1 的水平显著降低。[267]

那么，被誉为“自然界的司美格鲁肽”[268] 的小檗碱情况如何呢？小檗碱是刺莓（一种我提及过的可用于治疗痤疮的干果 [269]）中的一种活性成分，老鼠实验和细胞培养实验发现，小檗碱可以促进 GLP-1 的分泌，[270] 然而遗憾的是，截至目前，还没有任何针对小檗碱对人类 GLP-1 水平影响的研究。不过我们关心的是减肥，已经有很多研究探讨了小檗碱和刺莓对体重的影响。那么，这些研究的结果如何呢？很遗憾，研究并没有发现小檗碱补充剂或刺莓本身在减轻体重方面的作用。[271]

促进 GLP-1 分泌的香料

—— Spices to Boost GLP-1 ——

葫芦巴的尝试同样未能如愿。在试管试验中，这种香料似乎可以增强 GLP-1 信号，[272] 但遗憾的是，这一效果在小鼠身上并未得到验证 [273]，截至目前，还未开展任何针对人体的相关研究。不过确实有一些香料可以合理地提升人类的 GLP−1 水平。

新加坡的一项研究中，研究人员为受试者提供了三种不同剂量的香料制成的蔬菜咖喱配白米饭。对照组的餐食未添加任何香料，仅包含番茄酱和茄子。低剂量香料的餐食加入了一汤匙咖喱香料，并辅以洋葱、大蒜和生姜，而高剂量香料的餐食含有同样的洋葱、大蒜和生姜，但香料用量加倍，为两汤匙。香料包括姜黄、芫荽籽、小茴香籽、印度干醋栗粉、辣椒粉、肉桂和丁香，其比例为8：4：4：4：2：1：1。研究结果发现，与对照组的餐食相比，吃低剂量香料的餐食和高剂量香料的餐食的受试者，其 GLP−1 血液浓度平均涨幅分别为 17% 和 32%。三种餐食的热量和宏量营养素含量基本一致，但香料的添加可以显著提升 GLP−1 水平。[274]

然而，究竟是哪一种香料在发挥作用呢？有研究表明，生姜中的化合物能够提高小鼠体内的 GLP−1 含量，[275] 但对大鼠没有作用，[276] 而人体对生姜化合物的反应似乎更接近于大鼠——没有明显效果。[277] 至于许多其他香料，甚至缺乏体外实验数据，只有计算机模拟的结果，这意味着它们尚未在生物系统中进行过实际测试。[278] 不过关于姜黄素，我们确实掌握了一些数据，它是姜黄香料中发现的一种黄色化合物。

在一项交叉、随机、对照的研究中，研究人员给受试者补充了 180 毫克的姜黄素，这一剂量相当于一茶匙姜黄的姜黄素含量。[279] 同时，研究也测试了鱼油补充剂的效果，遗憾的是，鱼油并没有显示出明显作用，但姜黄素却成功抑制了受试者餐后血糖的急剧上升，这一效果与 GLP-1 和 GLP-1 药物所能达到的效果相似。尽管研究中并没有直接测量 GLP-1 的水平，但研究人员认为这可能是 GLP-1 的作用，因为姜黄素可以刺激啮齿类动物和培养细胞的 GLP-1 分泌。[280]

直到 2024 年，我们才得以明确姜黄素对人体 GLP-1 分泌的影响。与安慰剂相比，为期六个月的姜黄素补充可导致 GLP-1 水平翻两番，因此，在之前提到的咖喱研究中，姜黄很可能在提升 GLP-1 水平方面发挥了作用。[281] 这一发现或许能够解释为什么在数十项随机对照试验的系统性综述中，发现姜黄或姜黄素补充剂有助于减轻体重和缩小腰围。[282]

肉桂的效果如何呢？斯堪的纳维亚的研究人员分别让受试者食用含有 1 克和 3 克肉桂（分别相当于 1/3 茶匙和

一整茶匙的量）的大米布丁。与不含肉桂的对照布丁相比，一整茶匙的肉桂使受试者的 GLP-1 从基线水平增加了一倍多。所以，肉桂可能是另一种具有显著效果的香料。虽然受试者没有报告说吃肉桂布丁比吃普通布丁更具饱腹感，但一项对肉桂试验进行荟萃分析的综述发现，每天摄入 3 克或更多的肉桂可以显著降低身体质量指数（BMI）和体重。[284]

辣椒粉是第三种被发现能促进人体 GLP-1 分泌的香料。实验显示，饮食中加入大约半茶匙的辣椒粉，血液中的 GLP-1 水平在 15 分钟内便会显著上升。与肉桂的情况类似，它似乎并没有转化为更强的饱腹感，但是研究人员并没有测量随后的食物摄入量。[285] 然而，通过对十多项试验的荟萃分析发现，补充辣椒素（辣椒的辛辣成分）确实有助于体重减轻。[286]

利用苦味草药提升 GLP-1 水平

—— Bitter Herbs to Boost GLP-1 ——

人类使用的大多数毒药都来自苦味植物，如马钱子碱和毒芹。与此同时，世界上一些备受推崇的饮品同样带有苦味，如咖啡。此外，一些被认为最健康的食物，如西蓝花和其他十字花科蔬菜，也有其独特的苦味。[287]

苦味感受器不仅存在于舌头上，它们还存在于消化道的大多数部位。[288] 它们分布在肠道内壁上负责分泌食欲抑制激素 GLP-1 的同一类细胞上。[289] 你知道吗？在细胞培养实验和动物实验中，已经证实许多苦味化合物能够“有力地促进”GLP-1 等激素的分泌。[290] 那么，这些发现对人类来说意味着什么呢？啤酒又是什么情况？啤酒是最受欢迎的苦味饮品之一，啤酒独特的苦味主要归功于啤酒花★。[291]

有记录表明，在物资匮乏的时候，人们传统上会使用苦味草药来减轻饥饿感，因此研究人员在禁食 24 小时的人身上测试了啤酒花提取物的作用，结果发现，与安慰剂相比，啤酒花提取物更能有效地降低受试者的饥饿感。[292] 这一结果是否归因于 GLP-1 的作用呢？

饭前补充点啤酒花提取物，无论是即释型还是缓释型

★ 啤酒花是一种攀缘植物，学名为蛇麻草，它的花朵中含有丰富的化合物，其中最重要的成分是 α 酸。——编者注

胶囊，相较于安慰剂，均显著促进了 GLP-1 的分泌。更重要的是，当受试者在数小时后面对自助式三明治时，进食量明显减少。尽管并没有明显感觉到饥饿感减轻或饱腹感增加，但总体上，他们的热量摄入还是减少了大约 200 卡路里。[293]

这种提取物确实会引发恶心、腹胀甚至呕吐感，但这也许恰好进一步证实了啤酒花是通过 GLP-1 起作用的。毕竟，这些都是 GLP-1 药物的常见副作用。但这就是食量减少的原因吗？显然不是的，因为胃肠道不适的程度与食量的减少程度并无直接关联。我之所以要提醒大家谨慎对待啤酒花，主要是因为它含有一种名为 8-PN 的有毒化合物，[294]这或许能解释为何喝啤酒可能会特别增加罹患乳腺癌以及因乳腺癌致死的风险。[295,296,297]

GLP-1 与汤力水中的奎宁

—— GLP-1 and Quinine in Tonic Water ——

奎宁作为人类历史上被研究得最为透彻的苦味物质之一，它的表现如何呢？[298]奎宁是从金鸡纳树的树皮中提取出来的，它不仅是 400 年前首个成功对抗疟疾的药物，而且令人瞩目的是，时至今日，它依然是一种常见且有效的治疗手段。[299]奎宁也可以促进人体分泌 GLP-1。[300]研究还发现，奎宁可以减少大鼠的食物摄入量和体重。[301]那么，对于人类而言，奎宁又会有怎样的影响呢？

奎宁提升 GLP-1 水平的益处

一项题为“奎宁灌胃减少享乐性饮食……”的研究，描述了人们被随机分配灌胃或不灌胃奎宁的情况下喝巧克力奶昔时的情况。[302]通常情况下，如果人们刚吃过非常苦的东西，可能会减少奶昔的摄入量，但在这项研究中，奎宁是通过管子直接灌入受试者的胃中的，因此避开了口腔中的苦味受体。但是请记住，肠道中也同样分布着苦味受体，只是我们通常没有意识到它们的存在。研究人员对受试者进行了脑部扫描并得出结论，在不知情的情况下摄入约 200 毫克的奎宁，会通过干扰大脑的奖赏回路，影响受试者的进食欲望以及他们的实际进食量。

你不必去舔树皮来获取奎宁，在杂货店里，它以汤力水的形式广泛出售。一升汤力水中大约含有 60 ~ 70 毫克奎宁，[303]

而另一种广受欢迎的饮品——苦柠檬汽水，其奎宁含量约为汤力水的一半。[304]但是，要想达到研究中使用的200毫克的奎宁剂量，你需要喝下三夸脱（约2.84升）汤力水。那么，小剂量的奎宁是否同样有效呢？实验证明，答案是肯定的。另一组研究人员尝试仅给予受试者18毫克奎宁或安慰剂，然后在一小时后提供自助式火腿奶酪三明治。结果显示，相较于安慰剂，摄入奎宁的受试者三明治摄入量显著减少了约14%。[305]因此，根据这项研究，餐前饮用约1/3升汤力水可能就会使热量摄入减少82卡路里。然而，1/3升汤力水本身就含有超过100卡路里的热量，所以这样的做法实际上对人没有太大的好处。[306]

汤力水本质上是一种添加了奎宁的糖水饮料，市场上也存在很多无糖的版本，但为什么不直接从源头入手呢？研究人员尝试以金鸡纳树皮粉末的形式，让受试者摄入等量的奎宁，每天大约1/3茶匙。结果发现，与安慰剂相比，摄入金鸡纳树皮粉末的受试者体重明显减轻，腰围明显缩小，臀部也变得更加纤细，更重要的是，减轻的体重主要来自脂肪量的减少，而瘦体重则得到了更好的保持。[307]

所以，奎宁可以提升人体中的GLP-1，减少享乐性饮食，降低食欲，减少热量摄入，减少身体脂肪。那它有什么副作用吗？

奎宁提升 GLP-1 水平的风险

1/3 升汤力水或 1/3 茶匙金鸡纳树皮粉末中的奎宁可以抑制食欲并导致体重减轻，但要付出什么代价呢？奎宁是一种药物，事实上，这是导致严重药物性疾病的最常见原因之一。[310]

即使是汤力水中所含的微量奎宁也可能导致“潜在的致命性免疫介导的超敏反应”，这本质上是一种过敏反应。[311] 奎宁能与人体内的抗体相互作用，触发自身免疫反应，[312] 包括寒战、发热、血压下降、手脚疼痛并伴有青紫色变化以及可能致命的血管内凝血。它还会破坏红细胞导致贫血，破坏血小板导致出血和淤青，以及破坏白细胞导致免疫功能失调、急性肾损伤、肌肉溶解、肝脏毒性、心脏损伤、呼吸衰竭、低血糖和失明。[313] 此外，奎宁还可导致中毒性表皮坏死，表现为生殖器起水疱，[314] 包括阴茎表皮脱落[315] 或阴囊侵蚀。[316] 即使只是从日常饮料中接触微量奎宁，也可能引发涉及多个器官系统的严重不良反应，[317] 因此这提

醒我们，看似放松的一杯杜松子酒和汤力水，实则可能是多种危及生命的疾病的诱因……[318]

这些都是罕见而特殊的反应，对某些个体而言可能是致命的。正如对对花生过敏的人来说，花生可能危及生命。有生命危险，但这并不意味着每个人都需要避免它们。但是，奎宁也可能存在非过敏性的副作用。例如，即使奎宁没有侵蚀阴囊，它也可能使阴囊缩小。研究人员发现，奎宁对大鼠睾丸的损害很大，因此建议探索将奎宁用作男性避孕药。[319]

过量的奎宁有剧毒，[320]常见的后果是视力丧失。[321]过量摄入奎宁会导致失明，不仅会影响眼睛后部的视网膜，还会波及眼睛前部的虹膜，导致瞳孔变成奇怪的椭圆形。[322]有些人家中备有奎宁药片的原因可能是为了治疗夜间腿部抽筋。[323]在收到数百起奎宁使用相关的严重不良事件报告（包括 93 例死亡）后，FDA 得出结论，认为奎宁不安全并禁止其作为非处方药和处方药来治疗该病症。[324,325]

尽管如此，奎宁仍然被允许作为治疗疟疾的处方药使用，有些医生仍然会开具奎宁来治疗腿抽筋，但是考虑到它罕见但严重的过敏反应，以及过量服用奎宁药片所带来的风险，[326]这种做法或许并不明智。[327]值得庆幸的是，在FDA 发出相关警告后，使用奎宁治疗肌肉痉挛的做法已经大幅减少。[328]

尽管奎宁已被禁止在药店销售，但它可能仍然以汤力水的形式出现在其他地方。[329]汤力水中低含量的奎宁是否仍会对视力造成不良影响呢？继武装部队病理研究所从因飞行事故不幸身亡的军事飞行员尸检样本中检测到奎宁后，受试者被安排连续两周饮用汤力水，结果确实出现了一些视力异常。[330]对于操作高速重型机械设备的人员来说，即便是短暂的视力模糊也可能带来灾难性的后果。[331]事实上出于对饮用汤力水可能增加航空事故风险的担忧，飞行员被明确规定在飞行前 72 小时内禁止饮用汤力水。[332]

多少才算过量呢？一名 46 岁的男子报告称，他连续 3 个月每天饮用 1 加仑（4 升）汤力水，期间出现了“视力逐渐恶化，夜间驾驶困难”的情况，所以这可能就是过量了。[333]另一案例中，一名 75 岁的男子心律失常，被怀疑与饮用了 1 升汤力水有关。[334]他的医生表示，“公众对于过量饮用汤力水可能带来的风险缺乏认识”，但是，又有多少人会一次饮用多达 1 升的汤力水呢？

奎宁的“无不良反应剂量”被估算为每天 52.5 毫克，这大约相当于每天饮用两杯半汤力水。[335] 然而，从耳毒性（听力损伤）的角度考虑，建议每天的饮用量不宜超过两杯。不过，这两个建议标准都是基于动物模型的结果推算得出的。[336] 既然奎宁曾经被广泛用于治疗腿抽筋，那么为什么不直接观察服用过奎宁的人群，看看是否会出现不良后果呢？研究人员确实这样做了，他们发现，服用奎宁的人急性肾损伤的风险增加了 27%。[337] 这一发现无疑令人担忧，但好在还不至于致命。

经过对 175000 人长达约六年的追踪研究，研究人员发现，每天摄入约 200 毫克奎宁的人死亡风险增加了 25%，每天摄入约 300 毫克的人死亡风险增加了 83%，而每天摄入 400 毫克或更多的人死亡风险则几乎翻倍。[338] 因此，我强烈建议远离奎宁。

FDA 已经明确规定，碳酸饮料中每升可含奎宁的安全剂量上限为 83 毫克，[339] 然而，令人遗憾的是，汤力水的产品标签上往往并不明确标注奎宁的具体含量，甚至一些广受欢迎的品牌在成分列表中都完全不提及奎宁。那么，我们如何判断自己的饮料中是否含有奎宁呢？一个简单的方法，把饮料置于黑光灯下，如果含有奎宁，它会在黑光灯的照射下发出蓝色荧光。[340](奎宁是制作荧光果冻酒的秘密成分。[341])

植物性饮食和动物性饮食，孰优孰劣?

—— Plant-Based Meals vs. Meat-Based Meals ——

植物性饮食似乎对减肥具有显著的益处。[342] 食欲抑制激素 GLP-1 可能在这一过程中发挥作用吗?

研究人员对比了动物性饮食和植物性饮食在诱导 GLP-1 产生方面的效果。具体来说，观察糖尿病患者和非糖尿病患者在吃了猪肉汉堡加奶酪以及粗麦粉和燕麦制成的素汉堡后，会有什么不同反应。

在吃了植物性汉堡半小时后，相较于猪肉汉堡，糖尿病患者的 GLP-1 水平增加了一倍。[343] 值得注意的是，这两种汉堡的卡路里是一样的，但它们的宏量营养素构成却大相径庭。猪肉汉堡含有更多的蛋白质和脂肪，而碳水化合物含量相对较少。由于不同的宏量营养素对 GLP-1 的影响存在差异，所以 GLP-1 分泌水平的这种差异可能更多地与宏量营养素的差异有关，而与肉类无关。于是研究人员随后又比较了卡路里和宏量营养素均匹配的食物。

受试者被随机分配吃热量和宏量营养素均与猪肉汉堡完全匹配的豆腐汉堡。[344]研究再次发现，与猪肉汉堡相比，糖尿病患者在吃了素食的豆腐汉堡后，GLP-1 的分泌量显著增加。那么，对非糖尿病患者而言，情况又如何呢？在之前的研究中，植物性饮食提升了糖尿病患者的 GLP-1 水平，但是对非糖尿病患者却没有这样的效果。这种差异是否也是由于宏量营养素不匹配所导致的呢？当使用同样的豆腐汉堡与猪肉汉堡进行对比时，结果发现，无论是糖尿病患者还是非糖尿病患者，植物性饮食均能有效提升 GLP-1 水平。[345]

更高的 GLP-1 分泌是否意味着更高的饱腹感呢？一项研究的标题为我们揭示了真相："一项随机交叉研究显示，在 2 型糖尿病男性、肥胖男性和健康男性群体中，植物性饮食比热量和宏量营养素相匹配的加工肉类饮食更能增加胃肠道激素的分泌和饱腹感"。与摄入肉类相比，摄入植物性食物后，所有受试组的饱腹感都更高。[346]

更强的饱腹感又是否意味着吃得更少呢？为了探究这一问题，研究人员在自助餐环境中让受试者选择搭配植物基牛肉碎或传统牛肉碎的意大利面，那些选择搭配植物基牛肉碎的意大利面的受试者摄入的卡路里明显更少。然而，尽管吃得少了，他们还是感到很满足、很充实、很饱腹。但这不太可能是 GLP-1 的作用，因为不是 GLP-1 水平升高导致食物摄入减少，而更可能是食物摄入减少导致 GLP-1 水平降低。[347]

真菌蛋白（mycoprotein）是 Quorn★等肉类替代品的主要成分，来源于真菌界而非植物界。[348] 相关研究表明，真菌蛋白产品极具饱腹感，不仅在自助餐场景下能减少食物摄入，还能在随后的时间里抑制食欲，进而实现全天热量摄入的整体减少。[349] 与鸡肉相比，Quorn 产品能够平均减少 188 卡路里的热量摄入，而这一效果是在不改变 GLP-1 水平的前提下实现的。

因此，GLP-1 可能并不是植物性饮食带来强烈饱腹感

★ Quorn 是英国 Marlow Foods 公司生产的，该公司利用发酵技术生产真菌蛋白，并以此为主要原料制作一系列口感和质地接近肉类的素食产品。——译者注

的主要原因，也不是全植物性饮食相较于其他饮食方式在减肥方面表现更加突出的直接原因。[350] 这背后的原因可能更多地与植物性饮食能够改善肠道菌群、增强胰岛素敏感性、促进新陈代谢和降低食物整体的热量密度有关。[351] 仅仅其中的膳食纤维就可以改善肠道菌群和降低食物的热量密度，某些类型的膳食纤维还具有提升 GLP-1 水平的潜力。

恢复自然的 GLP-1 饱腹感调节机制

—— Restoring Our Natural GLP-1 Satiety Circuit ——

L- 细胞是排列在消化道内的一种特殊的细胞类型，它们负责产生抑制食欲的激素，如 GLP-1。除了检测某些苦味和刺激性分子，这些细胞表面的受体还能察觉到碳水化合物、蛋白质和脂肪的存在并做出反应。[352] 那么，如果这些 L- 细胞能够在碳水化合物、蛋白质和脂肪的刺激下大量产生食欲抑制激素，我们不禁要问，为什么肥胖问题仍然如此普遍？为什么仍有这么多人的体重持续攀升呢？

问题在于，大部分负责产生 GLP-1 的 L- 细胞位于消化道的末端区域，[353] 也就是小肠的末端（被称为远端回肠），以及结肠之中，但是所摄入的大部分营养物质实际上是在距离口腔更近的小肠中被吸收的。由于这些营养物质不能到达 L- 细胞密集分布的远端回肠和结肠区域，[354] 一种被称为“回肠制动”[355] 的自然饱腹机制很可能因而得不到充分激活。

激活回肠制动机制

回肠制动是一种肠道反馈机制，可以抑制饥饿感。[356] 当食物中的卡路里到达小肠末端的回肠区域时，该区域的 L- 细胞会被激活，产生 GLP-1，它会有效地阻止人们过度进食。[357] 在这一机制的作用下，食欲被抑制了，食物从胃部排空的速度也减慢了。这一生理过程已经得到了充分的实验验证。当研究人员将一根 9 英尺（2.74 米）长的管子插入受试者的喉咙深处并灌入任何含有卡路里的物质——糖、蛋白质或是脂肪——都能成功地激活他们的回肠制动机制。当这些受试者随后坐下来吃一顿自助餐时，相较于仅通过管子灌入少量水的安慰剂组的受试者，他们的热量摄入减少了 100 多卡路里。[358] 因此，一旦回肠制动被激活，人们的饥饿感就会明显降低，从而在进食时摄入更少的热量，但饱腹感却并不受影响。

但是天然的GLP−1饱腹感调节机制却得到充分发挥，因为所吃的大部分食物成分在小肠的前端部分就被迅速消化和吸收了，这些食物从未抵达分泌GLP−1的细胞集中的小肠末端区域。[359]无论摄入多少食物，其大部分卡路里都在消化道中很早被吸收，那为什么我们的身体还会设计一个基于最终抵达结肠的卡路里来调节食欲的系统呢？

在人类漫长的进化历程中，砂糖、面包或植物油这样的食物在早期并不存在。在开始磨制矛尖、碾磨谷物或提炼蔗糖之前的数百万年里，人类的整个生理结构很可能是在与类人猿表亲相似的饮食环境中逐渐进化的[360]——那是一种以“树叶、根茎、水果和坚果为主”的饮食环境。[361]尽管人类在大约200万年前的旧石器时代就开始使用工具，但其他类人猿的进化历程可以追溯到更为遥远的2000万年前的中新世时期。[362]所以，在人类存在的最初90%的时间里，智人的身体主要是依靠全植物性食物来进化的。[363]

这一点很重要：植物细胞拥有由纤维构筑的细胞壁，它构成了一道难以消化的物理屏障，因此，大量卡路里被牢牢锁住。直到这些纤维被结肠中的有益细菌分解，植物细胞的内容物才被释放出来，触发GLP−1的分泌信号。相比之下，动物细胞被一层易于消化的膜所包裹着，所以在享用牛排等动物性食物的时候，肠道中的消化酶可以轻松地将其分解并释放卡路里。因为大多数来自动物性食物的蛋白质、脂肪和碳水化合物（如乳糖）在小肠中很早就被吸收了，所以它们不会激活那些负责分泌 GLP-1 的细胞。[364] 当进食经过高度加工的植物性食物时，如糖水（苏打水）、白面粉和食用油，也会出现同样的情形。

如果能够把卡路里“封存”起来，也就是说，如果确保尽可能多的卡路里被包裹在细胞壁内，会怎么样呢？换句话说，就是吃全植物性食物。

膳食纤维是最好的 GLP-1 受体激动剂

想象一下，当吃一颗坚果时，无论咀嚼得多么细致，坚果中仍会有一些含有成千上万个完整细胞的小碎块最终进入我们的结肠，[365] 在那里，专门“吃”纤维的细菌会分解这些小碎块，释放出其中的脂肪，进而激活 GLP-1 的分泌。当吃苹果或燕麦片时，也会发生同样的情况，这与直接喝苹果汁或吃饼干时所有的糖和淀粉都会迅速被吸收不同，一些碳水化合物会到消化道的更深处才被释放出来，以激活人的饱腹感调节激素。

将全谷物研磨成面粉会破坏所有谷物的细胞壁，但是全麦面包仍要优于精制谷物制成的面包，因为全麦面包至少还含有能够到达结肠的额外的膳食纤维。在结肠中，肠道有益细菌可以将这些膳食纤维转化为短链脂肪酸，而短链脂肪酸本身就具备激活 GLP-1 分泌的能力。[366] 此外，膳食纤维还具有凝胶特性，可以捕获膳食中的部分其他卡路里，并携带它们进入肠道更深处。在高纤维饮食中，一次喝下 1/3 杯油，相比在低纤维饮食中喝下同样量的油，到达结肠的脂肪量会多出一倍多。[367] 换句话说，即使在高纤维饮食的基础上吃了一个甜甜圈，甜甜圈中更多的卡路里也可能到达肠道更深处，从而有助于降低饥饿感。膳食纤维有助于减缓卡路里的消化和吸收，使它们能够到达足够远的肠道部位，以激活 GLP-1 的分泌，从而产生饱腹感。

这种“缓慢消化策略”被认为是一种利用饮食来“模拟减肥手术效果”的方法。[368] 因为某些减肥手术实际上涉及切除小肠的某一部分，这样营养素就可以直接跳过肠道的某些区域，直接激活 GLP-1 回肠制动反应。[369] 这可能是减肥手术能够带来长期体重减轻效果的一个重要原因。

因此，针对生来适宜食用的、能自然激活饱腹感调节机制的食物与当前市面上泛滥的加工垃圾食品之间的不匹配问题，现代医学提出了以下两种解决方案：(1) 通过手术改变我们的生理结构，迫使食物热量能够到达肠道末端，从而激活 GLP-1 的分泌；(2) 通过注射 GLP-1 药物，无论吃什么，都能实现 GLP-1 的激活。

研究人员指出，在“正常情况下”，很少有营养物质能够到达分泌 GLP-1 的细胞集中的地方，这是很值得深思的。[370] 他们所说的“正常”，指的是早餐吃甜甜圈这类食物。但是对于人类而言，“正常”实际上应该是大量摄入未经加工的植物性食物，使每天的纤维摄入量能达到三位数。据估计，史前时期的人均每日纤维摄入量超过 100 克，[371] 而如今，美国人的平均每日纤维摄入量仅为 16 克。[372]

为了恢复自然的饱腹感调节机制，可以选择手术、打针，或者仅仅是按照自然的方式进食。

醋可以提升 GLP-1 水平

—— Vinegar to Boost GLP-1 ——

还记得吗？尽管豆腐汉堡和猪肉汉堡在热量和宏量营养素上是一样的，但豆腐汉堡在提升 GLP-1 水平方面却更胜一筹。至少从长远来看，植物性饮食的一大优势可能就在于其更高的纤维含量。[373]

当摄入诸如膳食纤维这样的益生元时，它们往往可以被结肠中的有益细菌发酵[374]，产生短链脂肪酸，如乙酸、丙酸和丁酸，这些物质随后会刺激 GLP-1 的分泌。[375] 相反，动物蛋白中富含的色氨酸，[376] 在细菌分解后产生的产物，却对 GLP-1 的分泌具有相反的作用。[377]

怎么知道膳食纤维发酵产生的短链脂肪酸能够促进 GLP-1 的分泌呢？血液中短链脂肪酸的含量越高，GLP-1 的浓度就越高，但这并不足以证明其因果关系。[378] 为此，研究人员采取了更为直接的方法，直接进行直肠灌注。结果显示，直肠灌注乙酸确实能够提升血液中的 GLP-1 水平，而且直肠灌注后所达到的乙酸血液浓度是现实可行的，[379]

大致相当于每天多吃 15 克纤维所能达到的效果。[380]

除了通过自上而下的日常健康饮食方法和自下而上的直肠灌注方法，还有第三种方法可以让抑制食欲的短链脂肪酸进入血液，那就是喝醋。当喝下醋时，醋中的乙酸会迅速被身体吸收，这与肠道有益细菌利用膳食纤维发酵产生的乙酸是同一物质。[381] 这或许就是数百年以来，醋一直被用来治疗肥胖的原因所在。[382]

为了探究短链脂肪酸是否可以降低人们对食物的渴望，研究人员对受试者的大脑活动进行了监测。研究期间，研究人员将膳食纤维产生的另一种短链脂肪酸——丙酸，注入受试者的结肠中，同时向他们展示比萨、蛋糕和巧克力的图像。研究结果显示，增加结肠内的丙酸会降低大脑奖赏区域的活跃程度，同时也会降低这类食物的主观吸引力，使它们看起来不再那么诱人，进而导致受试者在吃自助餐时的热量摄入也相应减少。[383] 然而，这一效果似乎与血液中 GLP-1 的变化没有直接关联，因此，结肠内产生的短链脂肪酸可能直接通过迷走神经向大脑发送信号，以此来降低食欲。[384]

那么，无论通过增加 GLP-1 的水平，还是通过直接向结肠输送丙酸来短期减少热量摄入，这些方法是否能帮助超重成年人更好地控制体重呢？答案是肯定的。研究发现，长期对结肠进行丙酸输送可以有效地阻止体重增加，特别是减少深层腹部脂肪，甚至可以帮助脂肪肝患者减少肝脏脂肪。[385]

益生元能促进 GLP-1 的分泌吗？

—— Prebiotics to Boost GLP-1 ——

在对各种益生元进行的测试中，有时确实展现出了积极效果，能够提升 GLP-1 水平[386]并降低饥饿感，[387]但总体来说，关于人类补充益生元的干预研究结果可谓“褒贬不一”[388]。这样的评价已经算是比较客气了。[389]具体而言，某些特定的膳食纤维确实能够提升 GLP-1 水平，而有些则会使其降低，还有一些则完全没有效果。[390]在某些情况下，一些本该刺激 GLP-1 分泌的宏量营养物质可能会被黏性纤维团块缠住，反而可能导致 GLP-1 水平下降。[391]最终，短期益生元试验的结果认为其“对 GLP-1 的影响尚无定论”。[392]

一种可能的解释是剂量问题。例如，在一项研究中，研究人员对比了精制谷物面包和全麦面包的效果。尽管全麦面包能增强饱腹感，但它对 GLP-1 水平的影响却微乎其微。这可能与两者之间的膳食纤维含量差异仅约 5 克有关，这样的差异可能不足以产生不同效果。[393] 在另一项针对一种名为 Fibersol 的膳食纤维补充剂的研究中，受试者被随机分配接受 5 克或 10 克膳食纤维补充剂，结果发现，与安慰剂相比，5 克剂量对 GLP-1 的水平似乎并没有明显影响，只有 10 克剂量（大约 2 汤匙）才展现出显著的效果。同样地，只有在摄入 10 克后，受试者的饥饿感才会明显延迟，饱腹感才会得到增强，而 5 克则没有这种效果。[394]

另一个值得考虑的因素可能是试验的持续时间。这类研究往往只持续几个小时，[395] 然而，摄入的富含膳食纤维的食物越多，就越能促进更多的利用膳食纤维的细菌生长，随着时间的推移，这可以促进更多的 GLP-1 的分泌。[396] 此外，多吃富含膳食纤维的食物甚至可能促进肠道内壁分泌 GLP-1 的细胞数量增加。[397] 这些发现或许有助于解释一项为期一整年的涉及不同早餐麦片的随机对照试验的结果。

经常吃全谷物的人，患糖尿病的风险往往较低，但是人们在数周或数月的时间里改吃全麦食品，似乎对血糖控制并没有太大改善。这是否意味着我们的结肠需要更长的时间来逐渐适应膳食纤维摄入量的增加呢？这项涉及不同早餐麦片的研究恰好支持了这一观点。在该研究中，受试者被随机分配连续一年以 All-Bran 高膳食纤维全麸麦片或 Rice Krispies★脆米麦片作为早餐。结果显示，高膳食纤维的麦片使受试者的短链脂肪酸产生和 GLP-1 分泌均显著增加，但这些益处需要 9 ～ 12 个月的时间才能逐渐显现。[398]

最后，至关重要的是要认识到，并非所有的膳食纤维都是一样的。纤维并不是一种单一的营养物质。实际上，植物性食物中含有数千种不同的纤维类型，每一种纤维都可能支持肠道中不同的细菌群落。[399]正因为如此，建议接受“50 种食物挑战”(50-food challenge)，即每周至少吃 50 种不同的植物性食物，以确保获得足够多样化的饮食，从而滋养并促进各种肠道细菌的健康生长。[400]

饮食中膳食纤维摄入较多的人群，罹患心脏病以及因

★ All-Bran 和 Rice Krispies 均是家乐氏公司生产的早餐麦片产品，All-Bran 因其高膳食纤维含量而著称。——译者注

心脏病死亡的风险显著降低；同时，他们患心血管疾病以及因此而死亡的风险也较低；患脑卒中、糖尿病和结直肠癌以及因癌症和各种原因死亡的风险也有所降低。[401] 所有这些相关的保护作用都来源于自然食物中获取的膳食纤维，而不是补充剂。有些类型的膳食纤维补充剂，如洋车前子壳（商品名“美达施”），根本无法被肠道细菌发酵，[402] 而其他一些补充剂在自然界中甚至根本不存在。

以 Fibersol 为例，它是日本松谷化学工业株式会社（Matsutani Chemical Industry）发明的膳食纤维产品，同时也是该公司的注册商标。它的宣传材料中包含了“创新成功案例”，并配有一张淋有浓郁巧克力，上面还覆盖着奶油、曲奇饼干、棉花糖和糖霜甜甜圈的奶昔照片，生动诠释了制造商如何“提高成品的纤维含量”。相比之下，坚持使用大自然赋予的原始食材，或许才是更为健康的选择。

“慢”碳水化合物能促进 GLP-1 的分泌吗?

—— “Lente” Carbohydrates to Boost GLP-1 ——

膳食纤维和其他益生元并非刺激 GLP-1 分泌的唯一缓

慢消化策略。[405]有一种名为阿卡波糖的药物，[406]它可以通过抑制通常在小肠前端消化碳水化合物的酶，来起到淀粉阻断剂的作用。这些被延迟消化的碳水化合物会继续移动到消化道的下游，导致 GLP-1 水平升高，这与服用该药物的人体重减轻相关。[407,408]

既然可以通过服用药物来减缓碳水化合物的消化，为什么不直接选择更多“慢”碳水化合物★呢？人们期望，通过日常食用“慢”碳水化合物，如豆类、意大利面、发芽谷物和结构完整的谷粒，来获得相似的效果。[409]

一项针对豆类的研究显示，豆类具有提升 GLP-1 水平的效果，用粗磨鹰嘴豆制作的面包比不含豆粉的面包更能提高 GLP-1 的水平。[410]但是，另一项研究却未能观察到这一效果。尽管人们每周摄入五杯豆类确实可以带来多种健康益处，但遗憾的是 GLP-1 的水平并未发生变化。[411]那么可可豆呢？不幸的是，黑巧克力（以可可豆为主要原料）同样对 GLP-1 水平没有影响。[412]

★ “慢”碳水化合物的英文是 lente carbohydrates，lente 源自拉丁语 lentus，意思是 slow（慢）。——译者注

关于意大利面的研究只找到了一项，但遗憾的是，并未显示它能提升 GLP-1 的水平。[413] 然而，在我找到的一项关于发芽谷物的研究中，与四种其他类型的面包相比，发芽谷物面包确实激发了更高的 GLP-1 反应，而那四种面包的 GLP-1 反应并无显著差异。[414] 你可能会感到惊讶，11 种或 12 种谷物的杂粮面包与白面包在提升 GLP-1 水平方面并无不同，这通常是在比较全麦面粉制品与精制面粉制品时的普遍发现。[415] 例如，与白面包相比，人体对全麦面包的反应在短期内几乎没有差异。与不经过研磨谷物就能制作出来的发芽谷物面包不同，我们不能指望吃面粉制作的面包能够产生某种类似注射司美格鲁肽的效果。当谷物被磨成面粉，无论是全麦还是白面，其细胞壁都会破裂，导致淀粉溢出，无法到达我们的结肠来激活 GLP-1 的分泌。

这也是哈佛大学营养系前主任沃尔特 · C. 威利特（Walter C. Willett）认为“全谷物”（whole grain）这一术语可能只应保留给完整的谷粒。[416] 在《吃饱瘦身》（*How Not to Diet*）一书中，我谈到了我的“BROL”碗，这是一种包含完整的大麦粒、黑麦粒和燕麦粒的益生元混合物。它们对 GLP-1 水平有什么影响呢？

完整谷粒：高效提升 GLP-1 水平

—— Groatzempic：Intact Grains to Boost GLP-1 ——

如果我们吃的面包中夹杂着一些完整的大麦粒，在接下来的 3 个小时内，体内 GLP-1 的水平不会立即发生变化——主要是这 3 个小时还不足以让大麦粒到达结肠。然而，当肠道中的有益细菌获得机会去分解这些大麦粒的细胞壁后，通常在摄入后的 12 个小时左右，直至次日早餐时，就会观察到 GLP-1 水平的升高。[417]

研究人员发现，这一现象还会导致食欲受到抑制。具体来说，晚餐时吃点大麦粒不仅使得次日早餐时的 GLP-1 水平提升了 43%，而且整个第二天的饥饿感都有所减轻。因此，这些受试者在早餐时摄入的食物量较少，甚至在自助午餐时也自然而然地减少了大约 100 卡路里的热量摄入。这一切仅仅是因为他们在 14 小时前吃了一些大麦粒。[418] 而且多多益善，连续 3 天摄入大麦粒后，到第 4 天，受试者血液中的 GLP-1 水平上升了 56%。[419]

这种效果不仅局限于大麦粒。晚餐时吃点黑麦粒，十多个小时后，同样可以观察到 GLP-1 水平的上升，并伴随着食欲的下降。研究人员同样发现，受试者在接下来的一整天里，主观上的饱腹感都有所增强。此外，血液短链脂肪酸水平与 GLP-1 反应之间存在密切联系，这进一步证实，肠道中的有益细菌确实是这些有益效果的幕后英雄。[420]

类囊体：自然提升 GLP-1 水平，促进饱腹感与能量平衡

—— Thylakoids to Boost GLP-1 ——

类囊体是叶片内部富含叶绿素的膜结构，是光合作用发生的场所。它们发挥着脂肪阻滞剂的作用，能够延缓人体脂肪的消化，促进诸如 GLP-1 这样的饱腹感激素的分泌。[421]

当摄入类囊体，如咬下一口菠菜叶时，类囊体膜能够抵抗消化酶。它们在肠道中可以持续数小时才最终被分解，[422]而正是在这数小时里，它们施展着自己的独特魔力。类囊体会聚集并紧紧包围消化道中的微小脂肪滴，[423]这样一来就能极大地减缓人体对脂肪的消化速度，最终意味着 GLP-1

的激活程度更高。与药物相比，类囊体被赞誉为“一种更为轻松且更符合人体生理机制的方式，可以提升 GLP-1 水平，从而实现饱腹感和能量平衡”。[424] 那么，这是否意味着只要简单地吃一些羽衣甘蓝，就能减少对食物的渴望？答案无疑是肯定的。

类囊体：绿叶蔬菜提供饱腹感的秘密武器

研究人员巧妙地将菠菜提取物融入果酱[425]和果汁[426]中，让类囊体在餐食中悄无声息地发挥作用。受试者在不知不觉中摄入了大约相当于半杯熟菠菜的菠菜提取物量，在接下来的几个小时里，饥饿感明显减轻，饱腹感显著增强。摄入相当于一杯小麦青汁、一杯蔬菜汁或蔬果昔的量，不仅让饱腹感更强，还使他们对甜食、咸食和油腻零食（如薯片、巧克力和肉桂面包）的渴望减少了大约 1/3。即使后来给受试者提供糖果，那些不知不觉中摄入了菠菜提取物的人也表示对甜食的喜爱程度显著降低。[427] 一直以来，绿叶蔬菜之所以能提供饱腹感，通常被认为是由于其低热量密度、高膳食纤维含量和丰富的水分，[428] 但是类囊体可能是它们的秘密武器，这大概是因为摄入类囊体能够刺激 GLP-1 的分泌。

在一项关于类囊体摄入对食欲调控和体重减轻影响的随机临床试验的系统性综述中，类囊体在抑制饥饿感方面的作用得到了全面的阐释。[429]那么，它是否同样能够促进体重减轻呢？绿叶蔬菜通过 GLP-1 诱导的食物渴望与饥饿感降低，是否可以帮助减轻体重呢？

用类囊体减肥

早上仅需一剂类囊体，便可以有效降低一整天的饥饿感以及对零食和甜食的渴望。与安慰剂相比，研究人员发现，在摄入富含类囊体的菠菜提取物后，受试者在接下来的 9 个小时内，对咸味零食的渴望显著降低，对甜食、糖果、油腻小吃以及其他各种零食的渴求也明显减弱。[430]类囊体因此被誉为“克制美食诱惑的有效策略”。[431]值得注意的是，尽管受试者的饥饿感有所降低，饱腹感有所增强，但他们一整天的食物摄入量并未受到显著影响。[432]那么，如果我们将单一剂量的类囊体改为每日坚持，持续数月之久，又会有怎样的效果呢？

这一研究的标题一目了然：“超重女性连续 3 个月每天摄入类囊体可减轻体重、减少对美食的渴望和促进 GLP-1

的分泌。”[433]研究显示，受试者平均减重仅约 3 磅（1.36 千克），但胆固醇水平显著下降了 20%。尤为关键的是，胆固醇水平的下降发生在显著减重之前，因此降胆固醇的益处并非仅仅由于体重减轻。胆固醇水平下降 20% 意义重大，可以与一类名为胆汁酸螯合剂的降胆固醇药物所能达到的效果相媲美。

受试者摄入菠菜提取物后，其 GLP-1 水平显著提升了约 40%，而且在接下来的 11 个小时内，受试者对甜食的渴望也显著降低。值得一提的是，受试者并不知道自己摄入的是菠菜提取物还是安慰剂，但是在单次摄入后的 11 个小时内，摄入菠菜提取物的受试者对巧克力的渴望明显降低。这正是 GLP-1 所展现出的强大效应。[434]

尽管如此，该研究的其中一位研究者与商业化类囊体产品的公司存在利益关联，这在一定程度上影响了研究结果的公正解读。从研究结果的解读中，确实可以嗅到一丝偏见。研究中，菠菜提取物被描述为具有“显著”的减重效果，但 3 个月减重 3 磅其实并不是那么惊人。该研究者夸大其词地称，6% 的体重减轻可与当时已有的传统 GLP-1 药物相媲美，暗示类囊体“或许在治疗肥胖方面与药物一样有效”。当然，新型 GLP-1 药物能使体重减轻超过 6%，而在这项菠菜研究中，6% 的减重是基于基线数据得出的，并非基于与安慰剂受试者对比的结果。事实上，安慰剂组的受试者减重约 4%，因此菠菜提取物带来的减重效果实际仅接近 2%。此外，一项为期更短的、仅为 8 周的研究显示，两组之间并未发现显著差异。[435]

因此，当其中一家公司将其类囊体补充剂提交给欧洲的食品及药物管理机构，试图申请减肥健康声明时，由于减肥效果并不显著，专家小组拒绝了其申请。[436] 自那以后，第三项研究发表，这是一项随机双盲安慰剂对照试验，所使用的剂量相当于半杯熟菠菜。与安慰剂相比，研究人员发现，它能够显著降低体重、腰围、脂肪量、身体质量指数（BMI）和腰围身高比，且降幅相当可观。在为期 3 个月的研究中，摄入菠菜提取物的受试者比安慰剂组多减重 8 磅（3.63 千克），具体而言，菠菜组减重 15 磅（6.81 千克），安慰剂组减重 7 磅（3.17 千克）。此外，与安慰剂组相比，摄入菠菜提取物的受试者似乎直接减掉了 8 磅的脂肪，同时腰围也减少了 4 厘米以上。[437]

有趣的是，即使在脂肪含量仅占 11% 的早餐中添加类囊体，也能有效减轻饥饿感和降低食欲。[438]这表明，类囊体的食欲抑制作用不仅仅是通过减缓脂肪的消化来实现的，[439]它还可能通过其他机制发挥作用，如改善肠道菌群。[440]

一项针对类囊体在肥胖管理中的潜在作用的系统性综述得出结论：吃绿叶蔬菜可以有效抑制饥饿感，减少食物摄入量，从而实现减重效果。[441]据称，摄入深绿叶蔬菜中所含的类囊体，可以“为人们提供一种增强自制力的方式，尤其是在一个充斥着大量加工食品、诱惑难以抵挡的环境中，能帮助人们更好地控制饮食”。[442]

/ Choosing the Best Greens to Boost GLP-1 /

选择最好的绿叶蔬菜来提升 GLP-1 水平

类囊体的最佳来源并非补充剂，而是超市的生鲜区。因为类囊体正是叶绿素所在之处，所以仅凭肉眼便能分辨出哪种蔬菜的类囊体含量最丰富。绿叶蔬菜的颜色越深，其所含的类囊体就越丰富。[443]

在烹饪绿叶蔬菜时，它们会经历怎样的变化呢？如果用蒸汽或沸水焯烫约 15 秒，蔬菜会呈现出更加鲜亮的绿色，但是如果烹饪时间过长，它们最终会失去光泽，变成暗淡的橄榄棕色。当绿叶蔬菜被过度烹饪时，它们的类囊体会发生物理性降解，同时它们减缓脂肪吸收的能力也会随之减弱。

但是，值得注意的是，在烹饪的第一分钟内，随着绿叶蔬菜变得更加鲜艳，其阻碍脂肪吸收的能力会略有提升。[444] 因此，无论在超市挑选，还是在厨房烹饪，我们仅凭视觉就可以轻松判断类囊体的活性。

人类食用叶子的历史可以追溯至数百万年前，[445] 但如今，我们饮食中最“绿”的元素可能只是一品脱圣帕特里克节★的绿啤酒。令人惊讶的是，美国人平均每天摄入的菠菜量竟然不足 2 克，这甚至不到半茶匙。[446] 然而，身体机制原本就是设计成每天需要类囊体在体内

★ 品脱（Pint）是一种容量单位，主要在英国、美国及爱尔兰使用。圣帕特里克节（St. Patrick's Day）为每年的 3 月 17 日，是为了纪念爱尔兰守护者圣帕特里克。圣帕特里克节的传统颜色为绿色。——编者注

循环的，因此，它们所带来的脂肪吸收延迟效应可以被认为是身体的默认正常状态。[447] 只有当饮食中绿叶蔬菜不足时，才会出现脂肪消化加速的情况，这会削弱自然饱腹感调节机制。在化学工业学会的一本杂志上，一群食品技术专家认为，鉴于类囊体在延缓脂肪吸收方面的显著益处，它们"可以作为一种新型的、有前景的食欲抑制成分，被添加到功能性食品中"。[448] 这当然可以，但其实也可以直接从超市的生鲜区获得它们。

9

肥胖症的根本原因

TREATING THE PRIMARY CAUSE OF OBESITY

医学杂志《肥胖症》上刊登过一篇文章，其标题引人深思：游戏规则改变者：新型药物是否会取代基于生活方式的肥胖症治疗方案？[449]这篇文章是由两家主要的GLP-1药物制造商直接资助的研究人员所撰写的，而目前这两家制造商的总资产净值已突破万亿美元大关。[450]在美国极具影响力的“头号电视新闻节目”《60分钟》（60 *Minutes*）的一期节目中，似乎也传递了类似的观点。[451]然而，事后披露的信息显示，这期节目中的13分钟宣传片段，实则是司美格鲁肽的制造商诺和诺德（Novo Nordisk）赞助的内容，并被包装成了新闻报道。此外，欧洲肥胖症研究学会主席在《英国卫报》（*The Guardian*）上发表的一篇评论文章中，同样表达了对新型药物的乐观态度，但他巧妙地隐瞒了其组织从该制药商那里获得了数百万美元的资助这一事实。[452]

据报道，诺和诺德公司还向世界肥胖症联合会（World Obesity Federation）承诺资助100万美元，随后该联合会发表了一份“共识声明”，主张将肥胖本身定义为一种疾病。[453] 然而，这一定义可能更多地惠及大型制药公司，而非肥胖人群本身。一个令人担忧的问题是，将肥胖贴上疾病的标签“可能会削弱个体的自我决定权，侵犯人权，并剥夺人们寻求重大改变的内在驱动力。它无形中助长了宿命论的观点，强调了基因决定命运的谬误”。[454]

当然，我们不能将责任完全归咎于自己的基因。肥胖症流行不过是近几十年才出现的现象，[455] 而我们的基因不可能在 20 世纪 70 年代末奇迹般地发生改变。[456] 有人将肥胖症归咎于意志力的缺乏，[457] 但这种说法同样站不住脚。难道所有人突然凑巧地都失去了自控力吗？[458]

肥胖症并不是由 GLP-1 缺乏所引起的一种疾病，其根源在于饮食。

有毒的饮食环境

—— A Toxic Food Environment ——

食品供应中热量的过度增加，足以解释肥胖症的流行。[459] 肥胖绝非某种道德上的瑕疵，我们与肥胖症的斗争，实际上是生物学层面的挑战。我们置身于卡路里过剩的洪流之中，同时，快餐和糖果广告更是无孔不入，轮番轰炸。[460]因此，体重超标，实则是人体对于高糖、高脂肪、高热量食物异常且非自然普及的一种自然而然的反应。[461]

肥胖症流行的首要原因既不是贪吃，也不是懒惰。体重超标或许只是“正常人在非正常环境下的一种正常生理反应”。[462]而当我们发现身边有如此多的人超重——例如，近 3/4 的美国人——从某种程度上讲，这已然成了一种普遍现象，几乎可以说很正常。[463]

如果将肥胖症视为“病态环境下人体的正常生理反应”，[464]那么，像司美格鲁肽这样的药物或许并未触及问题的根本。[465]在这种情况下，这些药物对于肥胖流行的控制作用可能只是微乎其微的，甚至有可能无意中加剧了这一问题。制药行业及其代言人仍在试图将社会的关注点引导到药物解决方案上，而不是更广泛的公共卫生策略上。真正的解决方案也许在于修复支离破碎的食品体系，正如一篇权威医学伦理期刊的社论所深刻质疑的那样：“如果肥胖症可以通过药物轻松治愈，大型食品公司又何须改变其既有的商业模式呢？”[466]

英国卫生部部长热衷于推广 GLP-1 药物，视其为“一种无须依赖‘保姆式国家’干预即可预防疾病的方法”，[467] 然而，大多数公共卫生倡导者则将讨论的重点放在了更为广泛的措施上，如限制孩子们每年接触到的数以万计的糖果、液体糖果（软饮料）、早餐糖果（含糖谷类食品）和快餐广告。[468]

商业影响

—— Commercial Influence ——

25 年前，“健康的社会决定因素”这一概念首次被提出，[469] 它被定义为那些影响健康的非医学因素，[470] 如贫穷，而这些因素往往被医疗机构所忽视。这些因素揭示了为何最富有的 1% 人群的预期寿命通常要比最贫穷的 1% 人群高出 10 ~ 15 年之久。[471]

最近一段时间里，借鉴酒精和烟草行业的经验，人们引入了“健康的商业决定因素”这一概念，它被定义为“那些源于利益驱动的健康影响因素”，[472] 也被称为“健康的公司决定因素”。食品和饮料行业的影响便是一个典型的例证，该行业斥资数十亿用于营销那些“故意设计以导致成瘾性消费”的产品，从而加剧了慢性疾病的肆虐。[473] 正如一位公共卫生研究人员在《成瘾》（*Addiction*）杂志上发表的一篇评论文章所言：“改善健康所面临的最大挑战可能在于财富创造与健康促进之间的紧张关系。”[474]

风险与利益的权衡

—— Baked into the Formula ——

《药物与治疗公报》（*The Drug and Therapeutics Bulletin*）是备受尊崇的药物信息独立来源之一。[475] 该公报指出，在推荐司美格鲁肽作为治疗肥胖症的常规药物之前，需要收集更多关于其长期安全性和有效性的数据，同时，该公报也提醒读者，从历史上看，几乎所有获批用于减肥的药物，后来都因安全问题而被撤销市场准入。[476]

《英国医学杂志》（*British Medical Journal*）上刊登的一篇关于司美格鲁肽的特约文章指出：“历史上，医疗界向那些常常走投无路的人们提供的干预手段，往往缺乏确凿证据支持、甚至可能有害乃至极度危险。因此，对于药物可能引发的长期副作用，有必要保持高度的警惕……”[477]回顾过去，一些抗肥胖症药物在获批上市多年后，其安全隐患才逐渐浮出水面而被撤出市场。这些安全隐患的平均曝光时间是在药物上市后的十年左右。尤为引人注目的是，有一种减肥药物在上市后的第 38 年，其长期副作用才被揭示。更令人不安的是，即使在首次报告其危险性之后，这些药物平均还需要再过十年才会被正式禁用，更有甚者，这一过程可能拖延长达二十年之久，而在此期间，约有 1/4 的病例出现了死亡的情况。[478]一位评论家针对监管机构采取行动的效率感叹道：“即便是像氰化物这样剧毒的的物质，这个体系恐怕也需要至少两年的时间才能将其禁止。”[479]

这一切都被精确纳入考量公式之中。在《药物经济学》（*PharmacoEconomics*）期刊上，一篇名为“药物安全诉讼背景下开发体重管理药物的预期净现值”的论文进行了估算，指出新的减肥药物可能会给众多人群带来伤害甚至致命风险，因此“预期的诉讼成本”可能超过 8000 万美元。然而，一旦药物成功推向市场，该药物可能带来超过 1 亿美元的收益。[480]对于制药公司而言，他们当然会仔细计算这笔账。

例如，2023 年 12 月，一家法国制药公司因欺诈行为和持续营销一款已知具有危害性的食欲抑制剂类减肥药物，导致数百甚至数千人因心脏瓣膜问题不幸丧生，最终被处以巨额罚款。[481,482]

在其药物在市场上销售的33年间，该公司每年获利高达2000万欧元。[483]然而，尽管它被处以了4.3亿欧元的罚款，但其可能获得的利润高达6.6亿欧元。[484]那么，它是否真正从中吸取了教训呢？（如今，GLP-1药物制造商的市值已超过一万亿美元。你认为他们未来还会试图隐瞒任何事情吗？[485]）

肥胖症会极大地缩短一个人的寿命，以至于有人可能会认为，即使这些药物最终会实实在在地减少人们的寿命，它们似乎也值得一试。然而，这一观点是建立在假设这些药物能够治愈肥胖症这一基础之上的。如果你还记得的话，在所有主要的研究试验中，使用这些药物的人一开始肥胖，最终也未能摆脱肥胖的命运，无论他们用药多长时间，当体重到达平台期，这些药物的有效性就会减弱甚至消失。然后，他们不得不终生支付这些药物的费用，仅仅是为了防止体重反弹，同时还要继续面临所有可能产生的短期和长期副作用。

导致肥胖症的根本原因

—— Tackling the Root Cause of Obesity ——

使用 GLP-1 药物作为临时减重措施，无异于“杯水车薪”，难以解决根本问题。[487] 如果不从根本上着手，采取措施来预防肥胖症，对抗肥胖症的战斗终将以失败告终。[488] 这要求我们必须优化饮食环境，因为当前的饮食环境中充斥着大量高热量、高脂肪、高盐、高糖的垃圾食品，而不仅仅是依赖药物作为“亡羊补牢”之策。[489]

但是，亡羊补牢，以减少损失，难道不应被视为一种积极的行动吗？尽管这些药物在广泛的人群中可能效果有限，但对于个体而言，它们的作用又该如何评估呢？

理想情况下，我们会通过足够健康的饮食来预防和治疗心脏病、高血压和糖尿病，但在那之前，针对这些疾病的药物确实扮演着生命守护者的角色。肥胖症会极大地缩短人的寿命，甚至可能导致预期寿命缩短多达十年之久，对于那些不愿意或无法从根源上解决肥胖症问题的人来说，GLP-1 药物和减重手术一样，都应被看作是在万般无奈之下的终极选择。[490]

问题在于我们摄入了太多垃圾食品，所以任何能让我们减少垃圾食品摄入的方法都可能有益，包括通过手术重新排列我们的消化器官。研究表明，糖尿病患者在使用司美格鲁肽后，会减少高脂肪食物和甜食的摄入，[491]如点心和甜甜圈；而对于非糖尿病患者，使用司美格鲁肽则会减少高脂肪食物和咸味食物的摄入，如香肠和奶酪。[492]然而我们可能并不需要采取手术或使用昂贵的药物来优化我们的饮食。

那么，关于对食物的渴望问题呢？制药行业资助的代表辩称，GLP-1 药物之所以必需，是因为致肥胖的毒性食物环境“将彻底淹没人们为改变个人饮食习惯所做出的巨大努力……”[493]据研究，在连续三个月内加大剂量使用司美格鲁肽进行减肥治疗后，人们每天能够从日常饮食中减少近 1000 卡路里的热量摄入。[494]如果不使用药物，除非你采用某种流食、代餐奶昔或其他类似方法，否则如何才能达到这样的效果呢？

其实可以选择以地球上最健康的食物为中心的饮食。

优选植物，而不是药物

—— Plants, Not Pills ——

受试者被安排了一种富含水果、蔬菜、全谷物和豆类的饮食方案，并且允许自由进食，想吃多少就吃多少，最终他们摄入的热量相较于平时减少了大约 50%。[495] 尽管热量摄入减半，但受试者依然感到饱足。那么，在每天从饮食中减少 1000 多卡路里热量的情况下，人们如何还能保持满足感呢？关键在于饮食注重“大量摄入高体积、低能量密度的食物（主要是蔬菜、水果、高纤维谷物和豆类），同时适量摄入高能量密度的食物（肉类、奶酪、糖和脂肪）”。[496] 因此，全蔬食营养被证明是最有效的饮食减肥手段之一，也就不足为奇了。[497] 此外，正如我之前提到的，添加麦粒、绿叶蔬菜和某些香料可能会进一步增加 GLP-1 的分泌。

因此，对于大多数患者来说，好的营养可能是一种更安全、更经济的减肥方法。相较于肉类餐食，植物性餐食的摄入可以使 GLP-1 的分泌量增加一倍以上，此外，植物性饮食还可以通过提高人体静息代谢率以及加入能“锁住热量”的高纤维食物来帮助减肥。一项针对严格遵循植物性饮食的人群的最大规模研究发现，他们的平均体重减轻了约 35 磅（15.89 千克）。与那些新型减肥药物高昂的费用相比，选择更健康的饮食方式无疑能节省开支。[498] 研究发现，植物性饮食的成本要低 25% ~ 29%。[499]

结　语

CONCLUSION

当享用甜甜圈时，其中的脂肪、糖和淀粉会迅速在消化道的前端被吸收，而还未到达消化道中负责分泌大部分能抑制食欲的激素 GLP-1 的肠道区域。由于那些能对热量摄入产生反应并分泌GLP-1的细胞主要集中在消化道的末端，而摄入的大部分热量在消化道前端就被吸收了，[500]因此，大部分热量实际上根本无法到达消化道足够深的位置。这就是如今食欲很难被抑制的原因。从 GLP-1 的角度来看，吃了甜甜圈后，就好像根本没吃东西一样。难怪我们会忍不住伸手去拿第二个甜甜圈。

不过，医疗体系提供了一些解决方案。如何在享受甜甜圈的同时还能激活 GLP-1 呢？答案是手术！可以通过手术切除部分小肠，让甜甜圈的热量能够到达胃肠道的更末端。但如果既想品尝甜甜圈，又希望激活 GLP-1，同时还想保持身体结构的完整性，该怎么办呢？答案是药物！阿卡波糖是一种淀粉酶抑制剂，能够减缓碳水化合物的消化；而奥利司他是一种脂肪酶抑制剂，能够减缓脂肪的消化，这两种药物都可以让人们在吃甜甜圈的同时提升 GLP-1 水平。另外，也可以选择注射像司美格鲁肽这样的药物，它们能够模拟 GLP-1 的作用，无论摄入何种食物，都能有效激活 GLP-1。

如果不想依赖药物或手术来激活 GLP-1，那该怎么办呢？或许可以尝试不吃甜甜圈。

据推测，史前祖先每天摄入的纤维量高达 100 克，这比我们现在大多数人每天摄入的纤维量要多出 6 倍以上。在漫长的进化历程中，人们大量食用全植物性食物，这是膳食纤维的唯一丰富来源。[501] 它让自然饱腹感调节机制得以有效运作，防止人类过度进食。

遵循自然的饮食方式，便能以自然的方式促进 GLP-1 的分泌。这或许能解释，为什么在医学文献中，相较于任何其他不控制分量的饮食方式，全蔬食饮食已被证实能够带来更为显著的平均体重减轻效果。[502]

扩展阅读

1. Klitzman R, Greenberg H. Anti-obesity medications: ethical, policy, and public health concerns. *Hastings Cent Rep*. 2024;54(3):6–10.
2. Thorp HH. More questions than answers. *Science*. 2023;382(6676):1213.
3. Klitzman R, Greenberg H. Anti-obesity medications: ethical, policy, and public health concerns. *Hastings Cent Rep*. 2024;54(3):6–10.
4. Lewis KH, Moore JB, Ard JD. Game changers: do new medications make lifestyle-based treatment of obesity obsolete? *Obesity (Silver Spring)*. 2024;32(2):237–9.
5. Spector R. A revolution in the treatment of obesity. *Am J Med*. Published online May 22, 2024:S0002-9343(24)00334-6.
6. Holst JJ. Glucagon-like peptide-1: are its roles as endogenous hormone and therapeutic wizard congruent? *J Intern Med*. 2022;291(5):557–73.
7. Gong B, Yao Z, Zhou C, Wang W, Sun L, Han J. Glucagon-like peptide-1 analogs: miracle drugs are blooming? *Eur J Med Chem*. 2024;269:116342.
8. Dowsett GKC, Yeo GSH. Are GLP-1R agonists the long-sought-after panacea for obesity? *Trends Mol Med*. 2023;29(10):777–9.
9. Müller TD, Finan B, Bloom SR, et al. Glucagon-like peptide 1 (GLP-1). *Mol Metab*. 2019;30:72–130.
10. Onakpoya IJ, Heneghan CJ, Aronson JK. Post-marketing withdrawal of anti-obesity medicinal products because of adverse drug reactions: a systematic review. *BMC Med*. 2016;14(1):191.
11. Couzin-Frankel J. Obesity meets its match. *Science*. 2023;382(6676):1226–7.
12. For more on this, see *Are Weight-Loss Pills Safe*? at see.nf/pills.
13. Wharton S, Serodio KJ. Next generation of weight management medications: implications for diabetes and CVD risk. *Curr Cardiol Rep*. 2015;17(5):35.
14. McGee M, Whitehead N, Martin J, Collins N. Drug-associated pulmonary arterial hypertension. *Clin Toxicol (Phila)*. 2018;56(9):801–9.
15. Kassirer JP, Angell M. Losing weight—an ill-fated New Year's resolution. *N Engl J Med*. 1998;338(1):52–4.
16. Connolly HM, Crary JL, McGoon MD, et al. Valvular heart disease associated with fenfluramine-phentermine. N Engl J Med. 1997;337(9):581–8.
17. James WP, Caterson ID, Coutinho W, et al. Effect of sibutramine on cardiovascular outcomes in overweight and obese subjects. *N Engl J Med*. 2010;363(10):905–17.
18. Christensen R, Kristensen PK, Bartels EM, Bliddal H, Astrup A. Efficacy and safety of the weight-loss drug rimonabant: a meta-analysis of randomised trials. *Lancet*. 2007;370(9600):1706–13.

19. U.S. Food and Drug Administration. FDA requests the withdrawal of the weight-loss drug Belviq, Belviq XR (lorcaserin) from the market. FDA.org. Feb 13, 2020. Accessed Sept 10, 2024.
20. Tak YJ, Lee SY. Long-term efficacy and safety of anti-obesity treatment: where do we stand? *Curr Obes Rep*. 2021;10(1):14–30.
21. Kumar R, Ryan D. Lorcaserin departs, leaving more questions than answers. *Obesity (Silver Spring)*. 2020;28(7):1167.
22. Moyad MA. Embracing the pros and cons of the new weight loss medications (semaglutide, tirzepatide, etc.). *Curr Urol Rep*. 2023;24(11):515–25.
23. Diet, drugs, devices, and surgery for weight management. *Med Lett Drugs Ther*. 2018;60(1548):91–8.
24. Igel LI, Kumar RB, Saunders KH, Aronne LJ. Practical use of pharmacotherapy for obesity. *Gastroenterology*. 2017;152(7):1765–79.
25. Igel LI, Kumar RB, Saunders KH, Aronne LJ. Practical use of pharmacotherapy for obesity. *Gastroenterology*. 2017;152(7):1765–79.
26. Shepherd RW. No evidence for benefit of medication for obesity. *Can Fam Physician*. 2017;63(4):276.
27. Shi Q, Wang Y, Hao Q, et al. Pharmacotherapy for adults with overweight and obesity: a systematic review and network meta-analysis of randomised controlled trials. *Lancet*. 2024;403(10434):e21–31.
28. Moyad MA. Embracing the pros and cons of the new weight loss medications (semaglutide, tirzepatide, etc.). *Curr Urol Rep*. 2023;24(11):515–25.
29. Shi Q, Wang Y, Hao Q, et al. Pharmacotherapy for adults with overweight and obesity: a systematic review and network meta-analysis of randomised controlled trials. *Lancet*. 2024;403(10434):e21–31.
30. Schmitz SH, Aronne LJ. The effective use of anti-obesity medications. Gastroenterol Clin North Am. 2023;52(4):661–80.
31. Qi QYD, Cox A, McNeil S, Sumithran P. Obesity medications: a narrative review of current and emerging agents. *Osteoarthr Cartil Open*. 2024;6(2):100472.
32. Moyad MA. Embracing the pros and cons of the new weight loss medications (semaglutide, tirzepatide, etc.). *Curr Urol Rep*. 2023;24(11):515–25.
33. Hong SH, Choi KM. Gut hormones and appetite regulation. *Curr Opin Endocrinol Diabetes Obes*. 2024;31(3):115–21.
34. Angelini G, Russo S, Mingrone G. Incretin hormones, obesity and gut microbiota. *Peptides*. 2024;178:171216.
35. Holst JJ. Glucagon-like peptide-1: are its roles as endogenous hormone and therapeutic wizard congruent? *J Intern Med*. 2022;291(5):557–73.
36. Drucker DJ, Holst JJ. The expanding incretin universe: from basic biology to clinical translation. *Diabetologia*. 2023;66(10):1765–79.

37. Prillaman M. Four key questions on the new wave of anti-obesity drugs. *Nature*. 2023;620(7972):28–30.

38. Gong B, Yao Z, Zhou C, Wang W, Sun L, Han J. Glucagon-like peptide-1 analogs: miracle drugs are blooming? *Eur J Med Chem*. 2024;269:116342.

39. Holst JJ. Glucagon-like peptide-1: are its roles as endogenous hormone and therapeutic wizard congruent? *J Intern Med*. 2022;291(5):557–73.

40. Krook A, Mulder H. Incretins: turning the venom into the antidote. *Diabetologia*. 2023;66(10):1762–4.

41. Brandfon S, Eylon A, Khanna D, Parmar MS. Advances in anti-obesity pharmacotherapy: current treatments, emerging therapies, and challenges. *Cureus*. 2023;15(10):e46623.

42. Suran M. As Ozempic's popularity soars, here's what to know about semaglutide and weight loss. *JAMA*. 2023;329(19):1627–9.

43. Prillaman M. Four key questions on the new wave of anti-obesity drugs. *Nature*. 2023;620(7972):28–30.

44. Kokkorakis M, Katsarou A, Katsiki N, Mantzoros CS. Milestones in the journey towards addressing obesity; past trials and triumphs, recent breakthroughs, and an exciting future in the era of emerging effective medical therapies and integration of effective medical therapies with metabolic surgery. *Metabolism*. 2023;148:155689.

45. Moyad MA. Embracing the pros and cons of the new weight loss medications (semaglutide, tirzepatide, etc.). *Curr Urol Rep*. 2023;24(11):515–25.

46. Mullard A. Mediator scandal rocks French medical community. *Lancet*. 2011;377(9769):890–2.

47. Frachon I, Benkimoun P. Tough ruling for Servier in the Mediator trial. *Lancet*. 2024;403(10433):1235–6.

48. Suran M. As Ozempic's popularity soars, here's what to know about semaglutide and weight loss. *JAMA*. 2023;329(19):1627–9.

49. Kokkorakis M, Katsarou A, Katsiki N, Mantzoros CS. Milestones in the journey towards addressing obesity; past trials and triumphs, recent breakthroughs, and an exciting future in the era of emerging effective medical therapies and integration of effective medical therapies with metabolic surgery. *Metabolism*. 2023;148:155689.

50. Graham S, Fraser IS. The progestogen-only mini-pill. *Contraception*. 1982;26(4):373–88.

51. Suran M. As Ozempic's popularity soars, here's what to know about semaglutide and weight loss. *JAMA*. 2023;329(19):1627–9.

52. Jewell ML. Commentary on: aesthetic surgery journal articles on injectable weight loss medications and their role in plastic surgery. *Aesthet Surg J*. 2023;44(1):80–3.

53. Suran M. As Ozempic's popularity soars, here's what to know about semaglutide and weight loss. *JAMA*. 2023;329(19):1627–9.

54. Moyad MA. Embracing the pros and cons of the new weight loss medications (semaglutide, tirzepatide, etc.). *Curr Urol Rep*. 2023;24(11):515–25.

55. Mozaffarian D. GLP-1 agonists for obesity—a new recipe for success? *JAMA*. 2024;331(12):1007–8.
56. Haddock CK, Poston WSC, Dill PL, Foreyt JP, Ericsson M. Pharmacotherapy for obesity: a quantitative analysis of four decades of published randomized clinical trials. *Int J Obes Relat Metab Disord*. 2002;26(2):262–73.
57. Ansari HUH, Qazi SU, Sajid F, et al. Efficacy and safety of glucagon-like peptide-1 receptor agonists on body weight and cardiometabolic parameters in individuals with obesity and without diabetes: a systematic review and meta-analysis. *Endocr Pract*. 2024;30(2):160–71.
58. Qin W, Yang J, Deng C, Ruan Q, Duan K. Efficacy and safety of semaglutide 2.4 mg for weight loss in overweight or obese adults without diabetes: an updated systematic review and meta-analysis including the 2-year STEP 5 trial. *Diabetes Obes Metab*. 2024;26(3):911–23.
59. Arvanitakis M. No more needles: oral semaglutide for weight loss. *Gastroenterology*. 2024;166(6):1190–1.
60. Seijas-Amigo J, Salgado-Barreira Á, Castelo-Dominguez R, et al. Differences in weight loss and safety between the glucagon-like peptide-1 receptor agonists: a non-randomized multicenter study from the titration phase. *Prim Care Diabetes*. 2023;17(4):366–72.
61. Liu L, Shi H, Xie M, Sun Y, Nahata MC. Efficacy and safety of tirzepatide versus placebo in overweight or obese adults without diabetes: a systematic review and meta-analysis of randomized controlled trials. *Int J Clin Pharm*. Published online July 22, 2024.
62. Singh A, Nissen SE. Contemporary management of obesity: a comparison of bariatric metabolic surgery and novel incretin mimetic drugs. *Diabetes Technol Ther*. Published online May 16, 2024.
63. Kokkorakis M, Katsarou A, Katsiki N, Mantzoros CS. Milestones in the journey towards addressing obesity; past trials and triumphs, recent breakthroughs, and an exciting future in the era of emerging effective medical therapies and integration of effective medical therapies with metabolic surgery. *Metabolism*. 2023;148:155689.
64. Prillaman M. Obesity drugs aren't always forever. What happens when you quit? *Nature*. 2024;628(8008):488–90.
65. Tzoulis P, Baldeweg SE. Semaglutide for weight loss: unanswered questions. *Front Endocrinol (Lausanne)*. 2024;15:1382814.
66. Ryan DH, Lingvay I, Deanfield J, et al. Long-term weight loss effects of semaglutide in obesity without diabetes in the SELECT trial. *Nat Med*. 2024;30(7):2049–57.
67. Singh A, Nissen SE. Contemporary management of obesity: a comparison of bariatric metabolic surgery and novel incretin mimetic drugs. *Diabetes Technol Ther*. Published online May 16, 2024.
68. Ryan DH, Lingvay I, Deanfield J, et al. Long-term weight loss effects of semaglutide in obesity without diabetes in the SELECT trial. *Nat Med*. 2024;30(7):2049–57.

69. Wilding JPH, Batterham RL, Calanna S, et al. Once-weekly semaglutide in adults with overweight or obesity. *N Engl J Med*. 2021;384(11):989–1002.

70. Davies M, Færch L, Jeppesen OK, et al. Semaglutide 2·4 mg once a week in adults with overweight or obesity, and type 2 diabetes (STEP 2): a randomised, double-blind, double-dummy, placebo-controlled, phase 3 trial. *Lancet*. 2021;397(10278):971–84.

71. Wadden TA, Bailey TS, Billings LK, et al. Effect of subcutaneous semaglutide vs placebo as an adjunct to intensive behavioral therapy on body weight in adults with overweight or obesity: the STEP 3 randomized clinical trial. *JAMA*. 2021;325(14):1403–13.

72. Wilding JPH, Batterham RL, Calanna S, et al. Once-weekly semaglutide in adults with overweight or obesity. *N Engl J Med*. 2021;384(11):989–1002.

73. Davies M, Færch L, Jeppesen OK, et al. Semaglutide 2·4 mg once a week in adults with overweight or obesity, and type 2 diabetes (STEP 2): a randomised, double-blind, double-dummy, placebo-controlled, phase 3 trial. *Lancet*. 2021;397(10278):971–84.

74. Wadden TA, Bailey TS, Billings LK, et al. Effect of subcutaneous semaglutide vs placebo as an adjunct to intensive behavioral therapy on body weight in adults with overweight or obesity: the STEP 3 randomized clinical trial. *JAMA*. 2021;325(14):1403–13.

75. Klitzman R, Greenberg H. Anti-obesity medications: ethical, policy, and public health concerns. *Hastings Cent Rep*. 2024;54(3):6–10.

76. Ruder K. As semaglutide's popularity soars, rare but serious adverse effects are emerging. *JAMA*. 2023;330(22):2140–2.

77. Hall KD. Physiology of the weight-loss plateau in response to diet restriction, GLP-1 receptor agonism, and bariatric surgery. *Obesity (Silver Spring)*. 2024;32(6):1163–8.

78. Hall KD. Physiology of the weight-loss plateau in response to diet restriction, GLP-1 receptor agonism, and bariatric surgery. *Obesity (Silver Spring)*. 2024;32(6):1163–8.

79. Rubino D, Abrahamsson N, Davies M, et al. Effect of continued weekly subcutaneous semaglutide vs placebo on weight loss maintenance in adults with overweight or obesity: the STEP 4 randomized clinical trial. *JAMA*. 2021;325(14):1414–25.

80. Aronne LJ, Sattar N, Horn DB, et al. Continued treatment with tirzepatide for maintenance of weight reduction in adults with obesity: the SURMOUNT-4 randomized clinical trial. *JAMA*. 2024;331(1):38–48.

81. Rubino D, Abrahamsson N, Davies M, et al. Effect of continued weekly subcutaneous semaglutide vs placebo on weight loss maintenance in adults with overweight or obesity: the STEP 4 randomized clinical trial. *JAMA*. 2021;325(14):1414–25.

82. Wilding JPH, Batterham RL, Davies M, et al. Weight regain and cardiometabolic effects after withdrawal of semaglutide: the STEP 1 trial extension. *Diabetes Obes Metab*. 2022;24(8):1553–64.

83. Suran M. As Ozempic's popularity soars, here's what to know about semaglutide and weight loss. *JAMA*. 2023;329(19):1627–9.

84. Klitzman R, Greenberg H. Anti-obesity medications: ethical, policy, and public health

concerns. *Hastings Cent Rep*. 2024;54(3):6–10.

85. Suran M. As Ozempic's popularity soars, here's what to know about semaglutide and weight loss. *JAMA*. 2023;329(19):1627–9.
86. Mozaffarian D. GLP-1 agonists for obesity—a new recipe for success? *JAMA*. 2024;331(12):1007–8.
87. Novo Nordisk. Adult dose escalation schedule | Wegovy® (semaglutide) injection 2.4 mg. novoMEDLINK.com. Accessed September 12, 2024.
88. Lilly. Your weekly Zepbound routine. Zepbound.Lilly.com. Accessed September 12, 2024.
89. Real-world trends in GLP-1 treatment persistence and prescribing for weight management. *Blue Health Intelligence*. May 2024. Accessed September 23, 2024.
90. Prillaman M. Obesity drugs aren't always forever. What happens when you quit? *Nature*. 2024;628(8008):488–90.
91. Klitzman R, Greenberg H. Anti-obesity medications: ethical, policy, and public health concerns. *Hastings Cent Rep*. 2024;54(3):6–10.
92. Lupianez-Merly C, Dilmaghani S, Vosoughi K, Camilleri M. Review article: Pharmacologic management of obesity—updates on approved medications, indications and risks. *Aliment Pharmacol Ther*. 2024;59(4):475–91.
93. Mozaffarian D. GLP-1 agonists for obesity—a new recipe for success? *JAMA*. 2024;331(12):1007–8.
94. Mozaffarian D. GLP-1 agonists for obesity—a new recipe for success? *JAMA*. 2024;331(12):1007–8.
95. Smith G, Muller M. Novo says Ozempic 'very likely' target for next US price cut. *Bloomberg*. September 17, 2024. Accessed September 23, 2024.
96. Mozaffarian D. GLP-1 agonists for obesity—a new recipe for success? *JAMA*. 2024;331(12):1007–8.
97. Real-world trends in GLP-1 treatment persistence and prescribing for weight management. *Blue Health Intelligence*. May 2024. Accessed September 23, 2024.
98. Prillaman M. Obesity drugs aren't always forever. What happens when you quit? *Nature*. 2024;628(8008):488–90.
99. Nelson E. It introduced Ozempic to the world. Now it must remake itself. *The New York Times*. Apr 20, 2024. Accessed September 12, 2024.
100. Weixel N. Wegovy could bankrupt US health system, Sanders says in new report. *The Hill*. May 15, 2024. Accessed September 12, 2024.
101. Levi J, Wang J, Venter F, Hill A. Estimated minimum prices and lowest available national prices for antiobesity medications: improving affordability and access to treatment. *Obesity (Silver Spring)*. 2023;31(5):1270–9.
102. Ravinthiran J. Profits over patients. Public Citizen. January 18, 2024. Accessed September 13, 2024.

103.DeAngelis CD. Big pharma profits and the public loses. *Milbank Q*. 2016;94(1):30–3.

104.Florko N. Novo Nordisk bought prescribers over 450,000 meals and snacks to promote drugs like Ozempic. StatNews.com. July 5, 2023. Accessed September 13, 2024.

105.Brown C. High price and demand for semaglutide means lack of access for US patients. *BMJ*. 2023;382:1863.

106.Lexchin J, Mintzes B. Semaglutide: a new drug for the treatment of obesity. *DTB*. 2023;61(12):182–8.

107.Real-world trends in GLP-1 treatment persistence and prescribing for weight management. *Blue Health Intelligence*. May 2024. Accessed September 23, 2024.

108.Hemo B, Endevelt R, Porath A, Stampfer MJ, Shai I. Adherence to weight loss medications; post-marketing study from HMO pharmacy data of one million individuals. *Diabetes Res Clin Pract.* 2011;94(2):269–75.

109.Ryan DH, Lingvay I, Deanfield J, et al. Long-term weight loss effects of semaglutide in obesity without diabetes in the SELECT trial. *Nat Med.* 2024;30(7):2049–57.

110.Coutinho W, Halpern B. Pharmacotherapy for obesity: moving towards efficacy improvement. *Diabetol Metab Syndr.* 2024;16(1):6.

111.Suran M. As Ozempic's popularity soars, here's what to know about semaglutide and weight loss. *JAMA*. 2023;329(19):1627–9.

112.Smits MM, Holst JJ. Endogenous glucagon-like peptide (GLP)-1 as alternative for GLP-1 receptor agonists: could this work and how? *Diabetes Metab Res Rev*. 2023;39(8):e3699.

113.Suran M. As Ozempic's popularity soars, here's what to know about semaglutide and weight loss. *JAMA*. 2023;329(19):1627–9.

114.Lupianez-Merly C, Dilmaghani S, Vosoughi K, Camilleri M. Review article: Pharmacologic management of obesity—updates on approved medications, indications and risks. *Aliment Pharmacol Ther*. 2024;59(4):475–91.

115.Singh A, Nissen SE. Contemporary management of obesity: a comparison of bariatric metabolic surgery and novel incretin mimetic drugs. *Diabetes Technol Ther*. Published online May 16, 2024.

116.Moyad MA. Embracing the pros and cons of the new weight loss medications (semaglutide, tirzepatide, etc.). *Curr Urol Rep*. 2023;24(11):515–25.

117.U.S. Food and Drug Administration. WEGOVY (semaglutide) injection, for subcutaneous use. FDA.gov. June 2021. Accessed September 13, 2024.

118.Lupianez-Merly C, Dilmaghani S, Vosoughi K, Camilleri M. Review article: Pharmacologic management of obesity—updates on approved medications, indications and risks. *Aliment Pharmacol Ther*. 2024;59(4):475–91.

119.Gorgojo-Martínez JJ, Mezquita-Raya P, Carretero-Gómez J, et al. Clinical recommendations to manage gastrointestinal adverse events in patients treated with GLP-1 receptor agonists: a multidisciplinary expert consensus. *J Clin Med*. 2022;12(1):145.

120.Wharton S, Davies M, Dicker D, et al. Managing the gastrointestinal side effects of GLP-

1 receptor agonists in obesity: recommendations for clinical practice. *Postgrad Med*. 2022;134(1):14–9.

121.121 Lupianez-Merly C, Dilmaghani S, Vosoughi K, Camilleri M. Review article: Pharmacologic management of obesity—updates on approved medications, indications and risks. *Aliment Pharmacol Ther*. 2024;59(4):475–91.

122.Kokkorakis M, Katsarou A, Katsiki N, Mantzoros CS. Milestones in the journey towards addressing obesity; past trials and triumphs, recent breakthroughs, and an exciting future in the era of emerging effective medical therapies and integration of effective medical therapies with metabolic surgery. *Metabolism*. 2023;148:155689.

123.Lupianez-Merly C, Dilmaghani S, Vosoughi K, Camilleri M. Review article: Pharmacologic management of obesity—updates on approved medications, indications and risks. *Aliment Pharmacol Ther*. 2024;59(4):475–91.

124.Sen S, Potnuru PP, Hernandez N, et al. Glucagon-like peptide-1 receptor agonist use and residual gastric content before anesthesia. *JAMA Surg*. 2024;159(6):660–7.

125.Jones PM, Hobai IA, Murphy PM. Anesthesia and glucagon-like peptide-1 receptor agonists: proceed with caution! *Can J Anaesth.* 2023;70(8):1281–6.

126.Sen S, Potnuru PP, Hernandez N, et al. Glucagon-like peptide-1 receptor agonist use and residual gastric content before anesthesia. *JAMA Surg*. 2024;159(6):660–7.

127.Locatelli JC, Costa JG, Haynes A, et al. Incretin-based weight loss pharmacotherapy: can resistance exercise optimize changes in body composition? *Diabetes Care*. Published online April 30, 2024:dci230100.

128.Conte C, Hall KD, Klein S. Is weight loss-induced muscle mass loss clinically relevant? *JAMA*. 2024;332(1):9–10.

129.Bikou A, Dermiki-Gkana F, Penteris M, Constantinides TK, Kontogiorgis C. A systematic review of the effect of semaglutide on lean mass: insights from clinical trials. *Expert Opin Pharmacother*. 2024;25(5):611–9.

130.Locatelli JC, Costa JG, Haynes A, et al. Incretin-based weight loss pharmacotherapy: can resistance exercise optimize changes in body composition? *Diabetes Care.* Published online April 30, 2024:dci230100.

131.Locatelli JC, Costa JG, Haynes A, et al. Incretin-based weight loss pharmacotherapy: can resistance exercise optimize changes in body composition? *Diabetes Care*. Published online April 30, 2024:dci230100.

132.Conte C, Hall KD, Klein S. Is weight loss-induced muscle mass loss clinically relevant? *JAMA*. 2024;332(1):9–10.

133.Locatelli JC, Costa JG, Haynes A, et al. Incretin-based weight loss pharmacotherapy: can resistance exercise optimize changes in body composition? *Diabetes Care*. Published online April 30, 2024:dci230100.

134.Conte C, Hall KD, Klein S. Is weight loss-induced muscle mass loss clinically relevant? *JAMA*. 2024;332(1):9–10.

135.Prillaman M. Obesity drugs aren't always forever. What happens when you quit? *Nature*. 2024;628(8008):488–90.

136.Locatelli JC, Costa JG, Haynes A, et al. Incretin-based weight loss pharmacotherapy: can resistance exercise optimize changes in body composition? *Diabetes Care*. Published online April 30, 2024:dci230100.

137.Wang H, He W, Yang G, Zhu L, Liu X. The impact of weight cycling on health and obesity. *Metabolites*. 2024;14(6):344.

138.Locatelli JC, Costa JG, Haynes A, et al. Incretin-based weight loss pharmacotherapy: can resistance exercise optimize changes in body composition? *Diabetes Care.* Published online April 30, 2024:dci230100.

139.Conte C, Hall KD, Klein S. Is weight loss-induced muscle mass loss clinically relevant? *JAMA*. 2024;332(1):9–10.

140.Locatelli JC, Costa JG, Haynes A, et al. Incretin-based weight loss pharmacotherapy: can resistance exercise optimize changes in body composition? *Diabetes Care*. Published online April 30, 2024:dci230100.

141.Sardeli AV, Komatsu TR, Mori MA, Gáspari AF, Chacon-Mikahil MPT. Resistance training prevents muscle loss induced by caloric restriction in obese elderly individuals: a systematic review and meta-analysis. *Nutrients*. 2018;10(4):423.

142.Locatelli JC, Costa JG, Haynes A, et al. Incretin-based weight loss pharmacotherapy: can resistance exercise optimize changes in body composition? *Diabetes Care*. Published online April 30, 2024:dci230100.

143.Carboni A, Woessner S, Martini O, Marroquin NA, Waller J. Natural weight loss or "Ozempic face": demystifying a social media phenomenon. *J Drugs Dermatol*. 2024;23(1):1367–8.

144.O'Neill ES, Wiegmann AL, Parrella N, Pittman T, Hood K, Kurlander D. Injectable weight loss medications in plastic surgery: what we know, perioperative considerations, and recommendations for the future. *Plast Reconstr Surg Glob Open*. 2024;12(1):e5516.

145.Suran M. As Ozempic's popularity soars, here's what to know about semaglutide and weight loss. *JAMA.* 2023;329(19):1627–9.

146.Ridha Z, Fabi SG, Zubair R, Dayan SH. Decoding the implications of glucagon-like peptide-1 receptor agonists on accelerated facial and skin aging. *Aesthet Surg J*. Published online June 14, 2024:sjae132.

147.Haider S, Lipska KJ. Glucagon-like peptide-1 receptor agonists—how safe are they? *JAMA Intern Med*. 2022;182(5):520–1.

148.He L, Wang J, Ping F, et al. Association of glucagon-like peptide-1 receptor agonist use with risk of gallbladder and biliary diseases: a systematic review and meta-analysis of randomized clinical trials. *JAMA Intern Med*. 2022;182(5):513–9.

149.Ruder K. As semaglutide's popularity soars, rare but serious adverse effects are emerging. *JAMA*. 2023;330(22):2140–2.

150.Leehey DJ, Rahman MA, Borys E, Picken MM, Clise CE. Acute kidney injury associated with semaglutide. *Kidney Med*. 2021;3(2):282–5.

151.U.S. Food and Drug Administration. WEGOVY (semaglutide) injection, for subcutaneous use. FDA.gov. June 2021. Accessed September 13, 2024.

152.U.S. Food and Drug Administration. ZEPBOUND™ (tirzepatide) injection, for subcutaneous use. FDA.gov. November 2023. Accessed September 13, 2024.

153.Silverii GA, Marinelli C, Mannucci E, Rotella F. Glucagon-like peptide-1 receptor agonists and mental health: a meta-analysis of randomized controlled trials. *Diabetes Obes Metab*. 2024;26(6):2505–8.

154.Tang H, Lu Y, Donahoo WT, et al. Glucagon-like peptide-1 receptor agonists and risk for suicidal ideation and behaviors in U. S. older adults with type 2 diabetes: a target trial emulation study. *Ann Intern Med*. 2024;177(8):1004–15.

155.Wang W, Volkow ND, Berger NA, Davis PB, Kaelber DC, Xu R. Association of semaglutide with risk of suicidal ideation in a real-world cohort. *Nat Med*. 2024;30(1):168–76.

156.Bezin J, Gouverneur A, Pénichon M, et al. GLP-1 receptor agonists and the risk of thyroid cancer. *Diabetes Care*. 2023;46(2):384–90.

157.Silverii GA, Monami M, Gallo M, et al. Glucagon-like peptide-1 receptor agonists and risk of thyroid cancer: a systematic review and meta-analysis of randomized controlled trials. *Diabetes Obes Metab*. 2024;26(3):891-900.

158.Silverii GA, Monami M, Gallo M, et al. Glucagon-like peptide-1 receptor agonists and risk of thyroid cancer: a systematic review and meta-analysis of randomized controlled trials. *Diabetes Obes Metab*. 2024;26(3):891-900.

159.National Cancer Institute, Surveillance, Epidemiology, and End Results Program. Cancer stat facts: thyroid cancer. Cancer.gov. Accessed September 13, 2024.

160.National Cancer Institute, Surveillance, Epidemiology, and End Results Program. Cancer stat facts: pancreatic cancer. Cancer.gov. Accessed September 13, 2024.

161.Sodhi M, Rezaeianzadeh R, Kezouh A, Etminan M. Risk of gastrointestinal adverse events associated with glucagon-like peptide-1 receptor agonists for weight loss. *JAMA*. 2023;330(18):1795–7.

162.Drucker DJ, Holst JJ. The expanding incretin universe: from basic biology to clinical translation. *Diabetologia*. 2023;66(10):1765–79.

163.Kokkorakis M, Katsarou A, Katsiki N, Mantzoros CS. Milestones in the journey towards addressing obesity; past trials and triumphs, recent breakthroughs, and an exciting future in the era of emerging effective medical therapies and integration of effective medical therapies with metabolic surgery. *Metabolism*. 2023;148:155689.

164.Faillie JL, Yin H, Yu OHY, et al. Incretin-based drugs and risk of intestinal obstruction among patients with type 2 diabetes. *Clin Pharmacol Ther*. 2022;111(1):272–82.

165.Sodhi M, Rezaeianzadeh R, Kezouh A, Etminan M. Risk of gastrointestinal adverse events associated with glucagon-like peptide-1 receptor agonists for weight loss. *JAMA*. 2023;330(18):1795–7.

166.Gale E. Incretin therapy: should adverse consequences have been anticipated? *BMJ*. 2013;346:f3617.

167.Butler PC, Elashoff M, Elashoff R, Gale EAM. A critical analysis of the clinical use of incretin-based therapies: are the GLP-1 therapies safe? *Diabetes Care*. 2013;36(7):2118–25.

168.Elashoff M, Matveyenko AV, Gier B, Elashoff R, Butler PC. Pancreatitis, pancreatic, and thyroid cancer with glucagon-like peptide-1-based therapies. *Gastroenterology*. 2011;141(1):150–6.

169.Butler PC, Elashoff M, Elashoff R, Gale EAM. A critical analysis of the clinical use of incretin-based therapies: are the GLP-1 therapies safe? *Diabetes Care*. 2013;36(7):2118–25.

170.Gale EAM. GLP-1 based agents and acute pancreatitis: drug safety falls victim to the three monkey paradigm. *BMJ*. 2013;346:f1263.

171.Butler PC, Elashoff M, Elashoff R, Gale EAM. A critical analysis of the clinical use of incretin-based therapies: are the GLP-1 therapies safe? *Diabetes Care*. 2013;36(7):2118–25.

172.Godlee F. Secrecy does not serve us well. *BMJ*. 2013;346:f3819.

173.Gale E. Incretin therapy: should adverse consequences have been anticipated? *BMJ*. 2013;346:f3617.

174.Godlee F. Secrecy does not serve us well. *BMJ*. 2013;346:f3819.

175.Cohen D. Investigations editor's reply to Holt and to Barnett and O'Hare. *BMJ*. 2013;347:f4383.

176.Gale EAM. GLP-1 based agents and acute pancreatitis: drug safety falls victim to the three monkey paradigm. *BMJ*. 2013;346:f1263.

177.Montori VM. Helping patients make sense of the risks of taking GLP-1 agonists. *BMJ*. 2013;346:f3692.

178.Butler AE, Campbell-Thompson M, Gurlo T, Dawson DW, Atkinson M, Butler PC. Marked expansion of exocrine and endocrine pancreas with incretin therapy in humans with increased exocrine pancreas dysplasia and the potential for glucagon-producing neuroendocrine tumors. *Diabetes*. 2013;62(7):2595–604.

179.Cao M, Pan C, Tian Y, Wang L, Zhao Z, Zhu B. Glucagon-like peptide 1 receptor agonists and the potential risk of pancreatic carcinoma: a pharmacovigilance study using the FDA Adverse Event Reporting System and literature visualization analysis. *Int J Clin Pharm*. 2023;45(3):689–97.

180.Godlee F. Secrecy does not serve us well. *BMJ*. 2013;346:f3819.

181.Asch DA, Luo C, Chen Y. Reports of COVID-19 vaccine adverse events in predominantly Republican vs Democratic states. *JAMA Netw Open*. 2024;7(3):e244177.

182.Hidayat K, Zhou YY, Du HZ, Qin LQ, Shi BM, Li ZN. A systematic review and meta-analysis of observational studies of the association between the use of incretin-based therapies and the risk of pancreatic cancer. *Pharmacoepidemiol Drug Saf*. 2023;32(2):107–25.

183.Cohen D. Has pancreatic damage from glucagon suppressing diabetes drugs been underplayed? *BMJ*. 2013;346:f3680.

184.Recalde M, Pistillo A, Davila-Batista V, et al. Longitudinal body mass index and cancer risk: a cohort study of 2.6 million Catalan adults. *Nat Commun*. 2023;14(1):3816.

185.Wilson RB, Lathigara D, Kaushal D. Systematic review and meta-analysis of the impact of bariatric surgery on future cancer risk. *Int J Mol Sci*. 2023;24(7):6192.

186.Carbonell C, Mathew Stephen M, Ruan Y, Warkentin MT, Brenner DR. Next generation weight loss drugs for the prevention of cancer? *Cancer Control*. 2024; 31:10732748241241158.

187.Ahmad FB, Cisewski JA, Anderson RN. Mortality in the United States — provisional data, 2023. *MMWR Morb Mortal Wkly Rep*. 2024;73:677–81.

188.Ryder REJ. The potential risks of pancreatitis and pancreatic cancer with GLP-1-based therapies are far outweighed by the proven and potential (cardiovascular) benefits. *Diabet Med*. 2013;30(10):1148–55.

189.Ruder K. As semaglutide's popularity soars, rare but serious adverse effects are emerging. *JAMA*. 2023;330(22):2140–2.

190.Richards JR, Khalsa SS. Highway to the danger zone? A cautionary account that GLP-1 receptor agonists may be too effective for unmonitored weight loss. *Obes Rev*. 2024;25(5):e13709.

191.Bellini E, Grieco MP, Raposio E. A journey through liposuction and liposculture: review. *Ann Med Surg (Lond).* 2017;24:53-60.

192.Klein S, Fontana L, Young VL, et al. Absence of an effect of liposuction on insulin action and risk factors for coronary heart disease. *N Engl J Med*. 2004;350(25):2549-57.

193.Blackburn G. Effect of degree of weight loss on health benefits. *Obes Res*. 1995;3 Suppl 2:211s-6s.

194.Klein S, Fontana L, Young VL, et al. Absence of an effect of liposuction on insulin action and risk factors for coronary heart disease. *N Engl J Med*. 2004;350(25):2549-57

195.Scopinaro N. The IFSO and obesity surgery throughout the world. *Obes Surg*. 1998;8(1):3-8.

196.American Society for Metabolic and Bariatric Surgery. Estimate of bariatric surgery numbers, 2011–2022. ASMBS.org. Published 2024. Accessed September 23, 2024.

197.Lupianez-Merly C, Dilmaghani S, Vosoughi K, Camilleri M. Review article: Pharmacologic management of obesity—updates on approved medications, indications and risks. *Aliment Pharmacol Ther*. 2024;59(4):475–91.

198.Kokkorakis M, Katsarou A, Katsiki N, Mantzoros CS. Milestones in the journey towards addressing obesity; past trials and triumphs, recent breakthroughs, and an exciting future in the era of emerging effective medical therapies and integration of effective medical therapies with metabolic surgery. *Metabolism*. 2023;148:155689.

199.Singh A, Nissen SE. Contemporary management of obesity: a comparison of bariatric metabolic surgery and novel incretin mimetic drugs. *Diabetes Technol Ther*. 2024;26(9):673–85.

200.Singh A, Nissen SE. Contemporary management of obesity: a comparison of bariatric metabolic surgery and novel incretin mimetic drugs. *Diabetes Technol Ther*. 2024;26(9):673–85.

201.Kim MS, Kim JY, Song YS, et al. Association of bariatric surgery with indicated and unintended outcomes: an umbrella review and meta-analysis for risk-benefit assessment. *Obes Rev*. 2024;25(3):e13670.

202.Singh A, Nissen SE. Contemporary management of obesity: a comparison of bariatric metabolic surgery and novel incretin mimetic drugs. *Diabetes Technol Ther*. 2024;26(9):673–85.

203.Abraham J, Butler J, Anker SD. Thinner is better: intentional weight loss and cardiovascular risk. *Med*. 2024;5(4):275–7.

204.Moyad MA. Embracing the pros and cons of the new weight loss medications (semaglutide, tirzepatide, etc.). *Curr Urol Rep*. 2023;24(11):515–25.

205.Lisco G, De Tullio A, Disoteo O, et al. Glucagon-like peptide 1 receptor agonists and thyroid cancer: is it the time to be concerned? *Endocr Connect*. 2023;12(11):e230257.

206.Husain M, Birkenfeld AL, Donsmark M, et al. Oral semaglutide and cardiovascular outcomes in patients with type 2 diabetes. *N Engl J Med*. 2019;381(9):841–51.

207.Kokkorakis M, Katsarou A, Katsiki N, Mantzoros CS. Milestones in the journey towards addressing obesity; past trials and triumphs, recent breakthroughs, and an exciting future in the era of emerging effective medical therapies and integration of effective medical therapies with metabolic surgery. *Metabolism*. 2023;148:155689.

208.Alcido M. Ozempic's main ingredient linked to improved heart health. Forbes.com. May 16, 2024. Accessed September 13, 2024.

209.Lincoff AM, Brown-Frandsen K, Colhoun HM, et al. Semaglutide and cardiovascular outcomes in obesity without diabetes. *N Engl J Med*. 2023;389(24):2221–32.

210.Lincoff AM, Brown-Frandsen K, Colhoun HM, et al. Semaglutide and cardiovascular outcomes in obesity without diabetes. *N Engl J Med*. 2023;389(24):2221–32.

211.Phizackerley D. Semaglutide reduces the absolute risk of major cardiovascular events by 1.5. *BMJ*. 2024;384:q53.

212.Byrne P, Demasi M, Jones M, Smith SM, O'Brien KK, DuBroff R. Evaluating the association between low-density lipoprotein cholesterol reduction and relative and absolute effects of statin treatment: a systematic review and meta-analysis. *JAMA Intern Med*. 2022;182(5):474–81.

213.U.S. Food and Drug Administration. FDA approves first treatment to reduce risk of serious heart problems specifically in adults with obesity or overweight. FDA.gov. March 8, 2024. Accessed September 13, 2024.

214.Moll H, Frey E, Gerber P, et al. GLP-1 receptor agonists for weight reduction in people living with obesity but without diabetes: a living benefit-harm modelling study. *EClinicalMedicine*. 2024;73:102661.

215.Moll H, Frey E, Gerber P, et al. GLP-1 receptor agonists for weight reduction in people living with obesity but without diabetes: a living benefit-harm modelling study. *EClinicalMedicine*. 2024;73:102661.

216. Hampl SE, Hassink SG, Skinner AC, et al. Clinical practice guideline for the evaluation and treatment of children and adolescents with obesity. *Pediatrics*. 2023;151(2):e2022060640.

217. Klitzman R, Greenberg H. Anti-obesity medications: ethical, policy, and public health concerns. *Hastings Cent Rep*. 2024;54(3):6–10.

218. Butler PC, Elashoff M, Elashoff R, Gale EAM. A critical analysis of the clinical use of incretin-based therapies: are the GLP-1 therapies safe? *Diabetes Care*. 2013;36(7):2118–25.

219. Butler PC, Elashoff M, Elashoff R, Gale EAM. A critical analysis of the clinical use of incretin-based therapies: are the GLP-1 therapies safe? *Diabetes Care.* 2013;36(7):2118–25.

220. Lupianez-Merly C, Dilmaghani S, Vosoughi K, Camilleri M. Review article: Pharmacologic management of obesity—updates on approved medications, indications and risks. *Aliment Pharmacol Ther*. 2024;59(4):475–91.

221. Long B, Pelletier J, Koyfman A, Bridwell RE. GLP-1 agonists: a review for emergency clinicians. *Am J Emerg Med*. 2024;78:89–94.

222. Long B, Pelletier J, Koyfman A, Bridwell RE. GLP-1 agonists: a review for emergency clinicians. *Am J Emerg Med*. 2024;78:89–94.

223. U.S. Food and Drug Administration. Medications containing semaglutide marketed for type 2 diabetes or weight loss. FDA.gov. January 10, 2024. Accessed September 13, 2024.

224. U.S. Food and Drug Administration. FDA alerts health care providers, compounders and patients of dosing errors associated with compounded injectable semaglutide products. FDA.gov. July 26, 2024. Accessed September 13, 2024.

225. Jones CT. The FDA warned Ozempic users. They don't give a f-ck. *Rolling Stone*. June 8, 2023. Accessed September 13, 2024.

226. Moyad MA. Embracing the pros and cons of the new weight loss medications (semaglutide, tirzepatide, etc.). *Curr Urol Rep*. 2023;24(11):515–25.

227. Hu M, Kong Z, Shi Q, Nie J. Acute effect of high-intensity interval training versus moderate-intensity continuous training on appetite-regulating gut hormones in healthy adults: a systematic review and meta-analysis. *Heliyon*. 2023;9(2):e13129.

228. Warburton DER, Bredin SSD. Health benefits of physical activity: a strengths-based approach. *J Clin Med*. 2019;8(12):2044.

229. Yaribeygi H, Jamialahmadi T, Moallem SA, Sahebkar A. Boosting GLP-1 by natural products. *Adv Exp Med Biol*. 2021;1328:513–22.

230. Smits MM, Holst JJ. Endogenous glucagon-like peptide (GLP)-1 as alternative for GLP-1 receptor agonists: could this work and how? *Diabetes Metab Res Rev*. 2023;39(8):e3699.

231. Smits MM, Holst JJ. Endogenous glucagon-like peptide (GLP)-1 as alternative for GLP-1 receptor agonists: could this work and how? *Diabetes Metab Res Rev*. 2023;39(8):e3699.

232.Holst JJ. Glucagon-like peptide-1: are its roles as endogenous hormone and therapeutic wizard congruent? *J Intern Med.* 2022;291(5):557–73.

233.Smits MM, Holst JJ. Endogenous glucagon-like peptide (GLP)-1 as alternative for GLP-1 receptor agonists: could this work and how? *Diabetes Metab Res Rev*. 2023;39(8):e3699.

234.Moyad MA. Embracing the pros and cons of the new weight loss medications (semaglutide, tirzepatide, etc.). *Curr Urol Rep*. 2023;24(11):515–25.

235.Smits MM, Holst JJ. Endogenous glucagon-like peptide (GLP)-1 as alternative for GLP-1 receptor agonists: could this work and how? *Diabetes Metab Res Rev*. 2023;39(8):e3699.

236.Holst JJ. Glucagon-like peptide-1: are its roles as endogenous hormone and therapeutic wizard congruent? *J Intern Med*. 2022;291(5):557–73.

237.Dowsett GKC, Yeo GSH. Are GLP-1R agonists the long-sought-after panacea for obesity? *Trends Mol Med*. 2023;29(10):777–9.

238.Karhunen LJ, Juvonen KR, Huotari A, Purhonen AK, Herzig KH. Effect of protein, fat, carbohydrate and fibre on gastrointestinal peptide release in humans. *Regul Pept*. 2008;149(1–3):70–8.

239.Smits MM, Holst JJ. Endogenous glucagon-like peptide (GLP)-1 as alternative for GLP-1 receptor agonists: could this work and how? *Diabetes Metab Res Rev*. 2023;39(8):e3699.

240.Müller TD, Finan B, Bloom SR, et al. Glucagon-like peptide 1 (GLP-1). *Mol Metab*. 2019;30:72–130.

241.Smits MM, Holst JJ. Endogenous glucagon-like peptide (GLP)-1 as alternative for GLP-1 receptor agonists: could this work and how? *Diabetes Metab Res Rev*. 2023;39(8):e3699.

242.Gutzwiller JP, Göke B, Drewe J, et al. Glucagon-like peptide-1: a potent regulator of food intake in humans. *Gut.* 1999;44(1):81–6.

243.Mars M, Stafleu A, de Graaf C. Use of satiety peptides in assessing the satiating capacity of foods. *Physiol Behav.* 2012;105(2):483–8.

244.Lim JJ, Poppitt SD. How satiating are the "satiety" peptides: a problem of pharmacology versus physiology in the development of novel foods for regulation of food intake. *Nutrients*. 2019;11(7):1517.

245.Gutzwiller JP, Göke B, Drewe J, et al. Glucagon-like peptide-1: a potent regulator of food intake in humans. *Gut*. 1999;44(1):81–6.

246.Li J, Zhang N, Hu L, et al. Improvement in chewing activity reduces energy intake in one meal and modulates plasma gut hormone concentrations in obese and lean young Chinese men. *Am J Clin Nutr.* 2011;94(3):709–16.

247.Kamemoto K, Tataka Y, Hiratsu A, et al. Effect of vegetable consumption with chewing on postprandial glucose metabolism in healthy young men: a randomised controlled study. *Sci Rep*. 2024;14(1):7557.

248.Kokkinos A, le Roux CW, Alexiadou K, et al. Eating slowly increases the postprandial response of the anorexigenic gut hormones, peptide YY and glucagon-like peptide-1. *J Clin Endocrinol Metab*. 2010;95(1):333–7.

249.Okrent A, Sweitzer M, Young S, Page ET. Researchers adjust self-reported estimates of obesity in scanner data. USDA Economic Research Service. November 20, 2023. Accessed September 14, 2024.

250.Rigamonti AE, Agosti F, Compri E, et al. Anorexigenic postprandial responses of PYY and GLP1 to slow ice cream consumption: preservation in obese adolescents, but not in obese adults. *Eur J Endocrinol*. 2013;168(3):429–36.

251.Yaribeygi H, Jamialahmadi T, Moallem SA, Sahebkar A. Boosting GLP-1 by natural products. *Adv Exp Med Biol*. 2021;1328:513–22.

252.Watanabe K, Igarashi M, Li X, et al. Dietary soybean protein ameliorates high-fat diet-induced obesity by modifying the gut microbiota-dependent biotransformation of bile acids. *PLoS One*. 2018;13(8):e0202083.

253.Mietlicki-Baase EG, Koch-Laskowski K, McGrath LE, et al. Daily supplementation of dietary protein improves the metabolic effects of GLP-1-based pharmacotherapy in lean and obese rats. *Physiol Behav*. 2017;177:122–8.

254.Park S, Ahn IS, Kim JH, Lee MR, Kim JS, Kim HJ. Glyceollins, one of the phytoalexins derived from soybeans under fungal stress, enhance insulin sensitivity and exert insulinotropic actions. *J Agric Food Chem*. 2010;58(3):1551–7.

255.Liu C, Hu MY, Zhang M, et al. Association of GLP-1 secretion with anti-hyperlipidemic effect of ginsenosides in high-fat diet fed rats. *Metabolism*. 2014;63(10):1342–51.

256.Wang HP, Lin ZZ, Yin Q, Du J. Screening of GLP-1r agonists from natural products using affinity ultrafiltration screening coupled with UPLC-ESI-Orbitrap-MS technology: a case study of Panax ginseng. *J Asian Nat Prod Res*. Published online July 22, 2024:1–13.

257.Yaribeygi H, Jamialahmadi T, Moallem SA, Sahebkar A. Boosting GLP-1 by natural products. *Adv Exp Med Biol*. 2021;1328:513–22.

258.Shin JS, Huh YS. Effect of intake of gardenia fruits and combined exercise of middle-aged obese women on hormones regulating energy metabolism. *J Exerc Nutrition Biochem*. 2014;18(1):41–9.

259.Pegah A, Abbasi-Oshaghi E, Khodadadi I, Mirzaei F, Tayebinai H. Probiotic and resveratrol normalize GLP-1 levels and oxidative stress in the intestine of diabetic rats. *Metabol Open*. 2021;10:100093.

260.Thazhath SS, Wu T, Bound MJ, et al. Administration of resveratrol for 5 wk has no effect on glucagon-like peptide 1 secretion, gastric emptying, or glycemic control in type 2 diabetes: a randomized controlled trial. *Am J Clin Nutr*. 2016;103(1):66–70.

261.Liu CY, Huang CJ, Huang LH, Chen IJ, Chiu JP, Hsu CH. Effects of green tea extract on insulin resistance and glucagon-like peptide 1 in patients with type 2 diabetes and lipid abnormalities: a randomized, double-blinded, and placebo-controlled trial. *PLoS One*. 2014;9(3):e91163.

262.Thomsen C, Rasmussen O, Lousen T, et al. Differential effects of saturated and monounsaturated fatty acids on postprandial lipemia and incretin responses in healthy subjects. *Am J Clin Nutr*. 1999;69(6):1135–43.

263.Thomsen C, Storm H, Holst JJ, Hermansen K. Differential effects of saturated and monounsaturated fats on postprandial lipemia and glucagon-like peptide 1 responses in patients with type 2 diabetes. Am J Clin Nutr. 2003;77(3):605–1.

264.Seery C. Eating avocados as effective as weight loss injections, expert claims. Diabetes.co.uk. June 20, 2023. Accessed September 14, 2024.

265.Stearn E. I'm a nutritionist—these are the foods that work just like miracle weight loss jab Ozempic. DailyMail.com. June 9, 2023. Accessed September 14, 2024.

266.Corella-Salazar DA, Domínguez-Avila JA, Montiel-Herrera M, et al. Sub-chronic consumption of a phenolic-rich avocado paste extract induces GLP-1-, leptin-, and adiponectin-mediated satiety in Wistar rats. *J Food Biochem*. 2021;45(11):e13957.

267.Haddad E, Wien M, Oda K, Sabaté J. Postprandial gut hormone responses to Hass avocado meals and their association with visual analog scores in overweight adults: a randomized 3 × 3 crossover trial. *Eat Behav*. 2018;31:35–40.

268.Henderson J. What to know about berberine, the supplement dubbed 'nature's Ozempic.' ABC News. June 15, 2023. Accessed September 14, 2024.

269.Greger M. Treating acne with barberries. NutritionFacts.org. February 5, 2016. Accessed September 14, 2024.

270.Yu Y, Liu L, Wang X, et al. Modulation of glucagon-like peptide-1 release by berberine: in vivo and in vitro studies. *Biochem Pharmacol.* 2010;79(7):1000–6.

271.Amini MR, Sheikhhossein F, Naghshi S, et al. Effects of berberine and barberry on anthropometric measures: a systematic review and meta-analysis of randomized controlled trials. *Complement Ther Med*. 2020;49:102337.

272.King K, Lin NP, Cheng YH, Chen GH, Chein RJ. Isolation of positive modulator of glucagon-like peptide-1 signaling from trigonella foenum-graecum (fenugreek) seed. *J Biol Chem*. 2015;290(43):26235–48.

273.Chou IW, Cheng YH, Chen YR, Hsieh PCH, King K. Fenugreek compound (N55) lowers plasma glucose through the enhancement of response of physiological glucagon-like peptide-1. *Sci Rep*. 2017;7(1):12265.

274.Haldar S, Chia SC, Henry CJ. Polyphenol-rich curry made with mixed spices and vegetables increases postprandial plasma GLP-1 concentration in a dose-dependent manner. *Eur J Clin Nutr.* 2018;72(2):297–300.

275.Samad MB, Mohsin MNAB, Razu BA, et al. [6]-Gingerol, from Zingiber officinale, potentiates GLP-1 mediated glucose-stimulated insulin secretion pathway in pancreatic *β*-cells and increases RAB8/RAB10-regulated membrane presentation of GLUT4 transporters in skeletal muscle to improve hyperglycemia in Leprdb/db type 2 diabetic mice. *BMC Complement Altern Med*. 2017;17(1):395.

276.Al Asoom L, Alassaf MA, AlSulaiman NS, et al. The effectiveness of Nigella sativa and ginger as appetite suppressants: an experimental study on healthy Wistar rats. *Vasc*

Health Risk Manag. 2023;19:1–11.

277.Hu ML, Rayner CK, Wu KL, et al. Effect of ginger on gastric motility and symptoms of functional dyspepsia. *World J Gastroenterol*. 2011;17(1):105–10.

278.Sharma P, Joshi T, Joshi T, Chandra S, Tamta S. In silico screening of potential antidiabetic phytochemicals from Phyllanthus emblica against therapeutic targets of type 2 diabetes. *J Ethnopharmacol*. 2020;248:112268.

279.Thota RN, Dias CB, Abbott KA, Acharya SH, Garg ML. Curcumin alleviates postprandial glycaemic response in healthy subjects: a cross-over, randomized controlled study. *Sci Rep*. 2018;8(1):13679.

280.Takikawa M, Kurimoto Y, Tsuda T. Curcumin stimulates glucagon-like peptide-1 secretion in GLUTag cells via Ca2+/calmodulin-dependent kinase II activation. *Biochem Biophys Res Commun*. 2013;435(2):165–70.

281.He Y, Chen X, Li Y, et al. Curcumin supplementation alleviates hepatic fat content associated with modulation of gut microbiota-dependent bile acid metabolism in patients with nonalcoholic simple fatty liver disease: a randomized controlled trial. *Am J Clin Nutr*. 2024;120(1):66–79.

282.Dehzad MJ, Ghalandari H, Nouri M, Askarpour M. Effects of curcumin/turmeric supplementation on obesity indices and adipokines in adults: a grade-assessed systematic review and dose-response meta-analysis of randomized controlled trials. *Phytother Res*. 2023;37(4):1703-28.

283.Hlebowicz J, Hlebowicz A, Lindstedt S, et al. Effects of 1 and 3 g cinnamon on gastric emptying, satiety, and postprandial blood glucose, insulin, glucose-dependent insulinotropic polypeptide, glucagon-like peptide 1, and ghrelin concentrations in healthy subjects. *Am J Clin Nutr.* 2009;89(3):815–21.

284.Keramati M, Musazadeh V, Malekahmadi M, et al. Cinnamon, an effective anti-obesity agent: evidence from an umbrella meta-analysis. *J Food Biochem.* 2022;46(8):e14166.

285.Smeets AJ, Westerterp-Plantenga MS. The acute effects of a lunch containing capsaicin on energy and substrate utilisation, hormones, and satiety. *Eur J Nutr*. 2009;48(4):229–34.

286.Zhang W, Zhang Q, Wang L, et al. The effects of capsaicin intake on weight loss among overweight and obese subjects: a systematic review and meta-analysis of randomised controlled trials. *Br J Nutr*. 2023;130(9):1645–56.

287.Zuluaga G. Potential of bitter medicinal plants: a review of flavor physiology. *Pharmaceuticals (Basel)*. 2024;17(6):722.

288.Walker EG, Lo KR, Pahl MC, et al. An extract of hops (Humulus lupulus L.) modulates gut peptide hormone secretion and reduces energy intake in healthy-weight men: a randomized, crossover clinical trial. *Am J Clin Nutr*. 2022;115(3):925–40.

289.Latorre R, Huynh J, Mazzoni M, et al. Expression of the bitter taste receptor, T2R38, in enteroendocrine cells of the colonic mucosa of overweight/obese vs. lean subjects. *PLoS One.* 2016;11(2):e0147468.

290.Rezaie P, Bitarafan V, Rose BD, et al. Quinine effects on gut and pancreatic hormones and antropyloroduodenal pressures in humans—role of delivery site and sex. *J Clin Endocrinol Metab*. 2022;107(7):e2870–81.

291.Walker EG, Lo KR, Pahl MC, et al. An extract of hops (Humulus lupulus L.) modulates gut peptide hormone secretion and reduces energy intake in healthy-weight men: a randomized, crossover clinical trial. *Am J Clin Nutr.* 2022;115(3):925–40.

292.Walker E, Lo K, Tham S, et al. New Zealand bitter hops extract reduces hunger during a 24 h water only fast. *Nutrients*. 2019;11(11):2754.

293.Walker EG, Lo KR, Pahl MC, et al. An extract of hops (Humulus lupulus L.) modulates gut peptide hormone secretion and reduces energy intake in healthy-weight men: a randomized, crossover clinical trial. *Am J Clin Nutr.* 2022;115(3):925–40.

294.Nasri A, Pohjanvirta R. Comparison of in vitro toxicities of 8-prenylnaringenin, tartrazine and 17β-estradiol, representatives of natural and synthetic estrogens, in rat and human hepatoma cell lines. *Endocr Res*. 2024;49(2):106–16.

295.For more, see *What Are the Effects of the Hops Phytoestrogen in Beer*? at see.nf/hops.

296.Ferrari P, Licaj I, Muller DC, et al. Lifetime alcohol use and overall and cause-specific mortality in the European Prospective Investigation into Cancer and nutrition (EPIC) study. *BMJOpen.* 2014;4:e005245.

297.Park SH, Hoang T, Kim J. Dietary factors and breast cancer prognosis among breast cancer survivors: a systematic review and meta-analysis of cohort studies. *Cancers (Basel)*. 2021;13(21):5329.

298.Rezaie P, Bitarafan V, Rose BD, et al. Quinine effects on gut and pancreatic hormones and antropyloroduodenal pressures in humans—role of delivery site and sex. *J Clin Endocrinol Metab*. 2022;107(7):e2870–81.

299.George JN, Morton JM, Liles NW, Nester CM. After the party's over. *N Engl J Med.* 2017;376(1):74–80.

300.Bitarafan V, Fitzgerald PCE, Little TJ, et al. Intragastric administration of the bitter tastant quinine lowers the glycemic response to a nutrient drink without slowing gastric emptying in healthy men. *Am J Physiol Regul Integr Comp Physiol*. 2020;318(2):R263–73.

301.Heybach JP, Boyle PC. Dietary quinine reduces body weight and food intake independent of aversive taste. *Physiol Behav*. 1982;29(6):1171–3.

302.Iven J, Biesiekierski JR, Zhao D, et al. Intragastric quinine administration decreases hedonic eating in healthy women through peptide-mediated gut-brain signaling mechanisms. *Nutr Neurosci.* 2019;22(12):850–62.

303.Saguil A, Lauters R. Quinine for leg cramps. *Am Fam Physician.* 2016;93(3):177–8.

304.Federal Institute for Risk Assessment. Quinine-containing beverages may cause health problems. BfR. February 17, 2005. Updated May 9, 2008. Accessed September 14, 2024.

305.Andreozzi P, Sarnelli G, Pesce M, et al. The bitter taste receptor agonist quinine reduces calorie intake and increases the postprandial release of cholecystokinin in healthy subjects. *J Neurogastroenterol Motil.* 2015;21(4):511–9.

306.U.S. Department of Agriculture, Agricultural Research Service. Beverages, carbonated, tonic water. FoodData Central. April 1, 2019. Accessed September 14, 2024.

307.Chiurazzi M, De Conno B, Di Lauro M, et al. The effects of a cinchona supplementation on satiety, weight loss and body composition in a population of overweight/obese adults: a controlled randomized study. *Nutrients.* 2023;15(24):5033.

308.Andreozzi P, Sarnelli G, Pesce M, et al. The bitter taste receptor agonist quinine reduces calorie intake and increases the postprandial release of cholecystokinin in healthy subjects. *J Neurogastroenterol Motil.* 2015;21(4):511–9.

309.Chiurazzi M, De Conno B, Di Lauro M, et al. The effects of a cinchona supplementation on satiety, weight loss and body composition in a population of overweight/obese adults: a controlled randomized study. *Nutrients.* 2023;15(24):5033.

310.Liles NW, Page EE, Liles AL, Vesely SK, Raskob GE, George JN. Diversity and severity of adverse reactions to quinine: a systematic review. *Am J Hematol.* 2016;91(5):461–6.

311.Brasić JR. Should people with nocturnal leg cramps drink tonic water and bitter lemon? *Psychol Rep.* 1999;84(2):355–67.

312.Howard MA, Hibbard AB, Terrell DR, Medina PJ, Vesely SK, George JN. Quinine allergy causing acute severe systemic illness: report of 4 patients manifesting multiple hematologic, renal, and hepatic abnormalities. *Proc (Bayl Univ Med Cent).* 2003;16(1):21–6.

313.Liles NW, Page EE, Liles AL, Vesely SK, Raskob GE, George JN. Diversity and severity of adverse reactions to quinine: a systematic review. *Am J Hematol.* 2016;91(5):461–6.

314.Bohne AS, Dietrich C, Morrison K, Schwarz T, Wehkamp U, Kaeding M. Two cases of quinine-induced fixed "drug" eruption induced by long drinks. *J Eur Acad Dermatol Venereol.* 2021;35(11):e774–6.

315.Lonsdale-Eccles E, Wallett A, Ward AM. A case of fixed drug eruption secondary to quinine in tonic water presenting to a sexual health clinic. *Sex Transm Infect.* 2014;90(5):356–7.

316.Wada S, Namiki T, Tokoro S, Miura K, Yokozeki H. Stevens-Johnson syndrome induced by tonic water. *J Eur Acad Dermatol Venereol.* 2021;35(10):e662–3.

317.Liles NW, Page EE, Liles AL, Vesely SK, Raskob GE, George JN. Diversity and severity of adverse reactions to quinine: a systematic review. *Am J Hematol.* 2016;91(5):461–6.

318.Gelfman DM. Reflections on quinine and its importance in dermatology today. *Clin Dermatol.* 2021;39(5):900–3.

319.Osinubi AA, Noronha CC, Okanlawon AO. Morphometric and stereological assessment of the effects of long-term administration of quinine on the morphology of rat testis. *West Afr J Med.* 2005;24(3):200–5.

320.Taylor S. Quinine intoxications: a continuing problem. *Br J Clin Pharmacol.* 2004;57(6):817; author reply 817.

321.Bacon P, Spalton DJ, Smith SE. Blindness from quinine toxicity. *Br J Ophthalmol.*

1988;72(3):219–24.

322.Traill A. Quinine iris toxicity. *Arch Ophthalmol.* 2007;125(3):430.

323.El-Tawil S, Al Musa T, Valli H, et al. Quinine for muscle cramps. *Cochrane Database Syst Rev.* 2015;2015(4):CD005044.

324.Brasić JR. Risks of the consumption of beverages containing quinine. *Psychol Rep.* 2003;93(3 Pt 2):1022–4.

325.U.S. Food and Drug Administration. Drug products containing quinine; enforcement action dates. Docket no. 2006N-0476. FederalRegister.gov. December 15, 2006. Accessed September 14, 2024.

326.U.S. Food and Drug Administration. Serious risks associated with using Quinine to prevent or treat nocturnal leg cramps. FDA.gov. September 2012. Accessed September 14, 2024.

327.Taylor S. Quinine intoxications: a continuing problem. *Br J Clin Pharmacol.* 2004;57(6):817; author reply 817.

328.Moshirfar M, Somani SN, Shmunes KM, Ronquillo YC. Will tonic water stop my eyelid twitching? *Clin Ophthalmol.* 2020;14:689–91.

329.Brasić JR. Risks of the consumption of beverages containing quinine. *Psychol Rep.* 2003;93(3 Pt 2):1022–4.

330.Worden AN, Frape DL, Shephard NW. Consumption of quinine hydrochloride in tonic water. *Lancet*. 1987;1(8527):271–2.

331.Berglund F. Toxicity of quinine. *Toxicology*. 1989;58(3):237–8.

332.Brasić JR. Should people with nocturnal leg cramps drink tonic water and bitter lemon? *Psychol Rep*. 1999;84(2):355–67.

333.Horgan SE, Williams RW. Chronic retinal toxicity due to quinine in Indian tonic water. *Eye (Lond)*. 1995;9(Pt 5):637–8.

334.Elmusa E, Asghar H, Hamza A, Raza MW, Rodriguez I. Quinine water-triggered atrial tachyarrhythmia. *Cureus.* 2022;14(12):e32706.

335.Drewitt PN, Butterworth KR, Springall CD, Walters DG, Raglan EM. Toxicity threshold of quinine hydrochloride following low-level repeated dosing in healthy volunteers. *Food Chem Toxicol*. 1993;31(4):235–45.

336.Colley JC, Edwards JA, Heywood R, Purser D. Toxicity studies with quinine hydrochloride. *Toxicology*. 1989;54(2):219–26.

337.Duncan ADS, Hapca S, De Souza N, Morales D, Bell S. Quinine exposure and the risk of acute kidney injury: a population-based observational study of older people. *Age Ageing.* 2020;49(6):1042–7.

338.Fardet L, Nazareth I, Petersen I. Association between long-term quinine exposure and all-cause mortality. *JAMA*. 2017;317(18):1907–9.

339.Brasić JR. Risks of the consumption of beverages containing quinine. *Psychol Rep.* 2003;93(3 Pt 2):1022–4.

340.Ohira A, Yamaguchi S, Miyagi T, et al. Fixed eruption due to quinine in tonic water: a case report with high-performance liquid chromatography and ultraviolet A analyses. *J Dermatol.* 2013;40(8):629–31.

341.Marques JG, Calado G, Martins P, Pinto PL. Tonic water: a rare cause of exanthema. *Allergol Immunopathol (Madr).* 2012;40(1):60–1.

342.Huang RY, Huang CC, Hu FB, Chavarro JE. Vegetarian diets and weight reduction: a meta-analysis of randomized controlled trials. *J Gen Intern Med*. 2016;31(1):109–16.

343.Belinova L, Kahleova H, Malinska H, et al. Differential acute postprandial effects of processed meat and isocaloric vegan meals on the gastrointestinal hormone response in subjects suffering from type 2 diabetes and healthy controls: a randomized crossover study. *PLoS One.* 2014;9(9):e107561.

344.Kahleova H, Tura A, Klementova M, et al. A plant-based meal stimulates incretin and insulin secretion more than an energy- and macronutrient-matched standard meal in type 2 diabetes: a randomized crossover study. *Nutrients*. 2019;11(3):486.

345.Kahleova H, Tintera J, Thieme L, et al. A plant-based meal affects thalamus perfusion differently than an energy- and macronutrient-matched conventional meal in men with type 2 diabetes, overweight/obese, and healthy men: a three-group randomized crossover study. *Clin Nutr.* 2021;40(4):1822–33.

346.Klementova M, Thieme L, Haluzik M, et al. A plant-based meal increases gastrointestinal hormones and satiety more than an energy- and macronutrient-matched processed-meat meal in T2D, obese, and healthy men: a three-group randomized crossover study. *Nutrients.* 2019;11(1):157.

347.Muhlhausler BS, Belobrajdic D, Wymond B, Benassi-Evans B. Assessing the effect of plant-based mince on fullness and post-prandial satiety in healthy male subjects. *Nutrients.* 2022;14(24):5326.

348.Huang RY, Huang CC, Hu FB, Chavarro JE. Vegetarian diets and weight reduction: a meta-analysis of randomized controlled trials. *J Gen Intern Med*. 2016;31(1):109–16.

349.Cherta-Murillo A, Lett AM, Frampton J, Chambers ES, Finnigan TJA, Frost GS. Effects of mycoprotein on glycaemic control and energy intake in humans: a systematic review. *Br J Nutr.* 2020;123(12):1321–2.

350.Wright N, Wilson L, Smith M, Duncan B, McHugh P. The BROAD study: a randomised controlled trial using a whole food plant-based diet in the community for obesity, ischaemic heart disease or diabetes. *Nutr Diabetes*. 2017;7(3):e256.

351.Ivanova S, Delattre C, Karcheva-Bahchevanska D, Benbasat N, Nalbantova V, Ivanov K. Plant-based diet as a strategy for weight control. *Foods*. 2021;10(12):3052.

352.Kamakura R, Raza GS, Sodum N, Lehto VP, Kovalainen M, Herzig KH. Colonic delivery of nutrients for sustained and prolonged release of gut peptides: a novel strategy for appetite management. *Mol Nutr Food Res.* 2022;66(19):e2200192.

353.Drucker DJ, Holst JJ. The expanding incretin universe: from basic biology to clinical translation. *Diabetologia*. 2023;66(10):1765–79.

354.Kamakura R, Raza GS, Sodum N, Lehto VP, Kovalainen M, Herzig KH. Colonic delivery of nutrients for sustained and prolonged release of gut peptides: a novel strategy for appetite management. *Mol Nutr Food Res*. 2022;66(19):e2200192.

355.I discuss the ileal brake in detail in my *Evidence-Based Weight Loss* presentation at see.nf/weight.

356.van Avesaat M, Troost FJ, Ripken D, Hendriks HF, Masclee AAM. Ileal brake activation: macronutrient-specific effects on eating behavior? *Int J Obes (Lond)*. 2015;39(2):235–43.

357.Karhunen LJ, Juvonen KR, Huotari A, Purhonen AK, Herzig KH. Effect of protein, fat, carbohydrate and fibre on gastrointestinal peptide release in humans. *Regul Pept*. 2008;149(1-3):70–8.

358.van Avesaat M, Troost FJ, Ripken D, Hendriks HF, Masclee AAM. Ileal brake activation: macronutrient-specific effects on eating behavior? *Int J Obes (Lond)*. 2015;39(2):235–43.

359.Qin W, Ying W, Hamaker B, Zhang G. Slow digestion-oriented dietary strategy to sustain the secretion of GLP-1 for improved glucose homeostasis. *Compr Rev Food Sci Food Saf*. 2021;20(5):5173–96.

360.Jenkins DJ, Kendall CW. The Garden of Eden: plant-based diets, the genetic drive to store fat and conserve cholesterol, and implications for epidemiology in the 21st century. *Epidemiology*. 2006;17(2):128–30.

361.Rubio-Ruiz ME, Peredo-Escárcega AE, Cano-Martínez A, Guarner-Lans V. An evolutionary perspective of nutrition and inflammation as mechanisms of cardiovascular disease. *Int J Evol Biol*. 2015;2015:179791.

362.Eaton SB, Konner M. Paleolithic nutrition. A consideration of its nature and current implications. *N Engl J Med*. 1985;312(5):283–9.

363.Anderson JW, Konz EC, Jenkins DJ. Health advantages and disadvantages of weight-reducing diets: a computer analysis and critical review. *J Am Coll Nutr*. 2000;19(5):578–90.

364.Kamakura R, Raza GS, Sodum N, Lehto VP, Kovalainen M, Herzig KH. Colonic delivery of nutrients for sustained and prolonged release of gut peptides: a novel strategy for appetite management. *Mol Nutr Food Res*. 2022;66(19):e2200192.

365.Grassby T, Picout DR, Mandalari G, et al. Modelling of nutrient bioaccessibility in almond seeds based on the fracture properties of their cell walls. *Food Funct*. 2014;5(12):3096–106.

366.Kamakura R, Raza GS, Sodum N, Lehto VP, Kovalainen M, Herzig KH. Colonic delivery of nutrients for sustained and prolonged release of gut peptides: a novel strategy for appetite management. *Mol Nutr Food Res*. 2022;66(19):e2200192.

367.Levine AS, Silvis SE. Absorption of whole peanuts, peanut oil, and peanut butter. *N Engl J Med*. 1980;303(16):917–8.

368.Qin W, Ying W, Hamaker B, Zhang G. Slow digestion-oriented dietary strategy to sustain the secretion of GLP-1 for improved glucose homeostasis. *Compr Rev Food Sci Food Saf*. 2021;20(5):5173–96.

369.Reimann F. Dorothy Hodgkin lecture 2023: The enteroendocrine system—sensors in your guts. *Diabet Med*. 2023;40(12):e15212.

370.Qin W, Ying W, Hamaker B, Zhang G. Slow digestion-oriented dietary strategy to sustain the secretion of GLP-1 for improved glucose homeostasis. *Compr Rev Food Sci Food Saf.* 2021;20(5):5173–96.

371.Eaton SB, Eaton III SB, Konner MJ. Paleolithic nutrition revisited: a twelve-year retrospective on its nature and implications. *Eur J Clin Nutr.* 1997;51(4):207–16.

372.U.S. Department of Agriculture, Agricultural Research Service. Nutrient intakes from food and beverages: mean amounts consumed per individual, by gender and age, What We Eat in America, NHANES 2017-March 2020 prepandemic. 2022. Accessed September 23, 2024.

373.Kahleova H, Tintera J, Thieme L, et al. A plant-based meal affects thalamus perfusion differently than an energy- and macronutrient-matched conventional meal in men with type 2 diabetes, overweight/obese, and healthy men: a three-group randomized crossover study. *Clin Nutr.* 2021;40(4):1822–33.

374.McCarty MF, DiNicolantonio JJ. Acarbose, lente carbohydrate, and prebiotics promote metabolic health and longevity by stimulating intestinal production of GLP-1. *Open Heart*. 2015;2(1):e000205.

375.Kamakura R, Raza GS, Sodum N, Lehto VP, Kovalainen M, Herzig KH. Colonic delivery of nutrients for sustained and prolonged release of gut peptides: a novel strategy for appetite management. *Mol Nutr Food Res.* 2022;66(19):e2200192.

376.Schmidt JA, Rinaldi S, Scalbert A, et al. Plasma concentrations and intakes of amino acids in male meat-eaters, fish-eaters, vegetarians and vegans: a cross-sectional analysis in the EPIC-Oxford cohort. *Eur J Clin Nutr*. 2016;70(3):306–12.

377.Angelini G, Russo S, Mingrone G. Incretin hormones, obesity and gut microbiota. *Peptides*. 2024;178:171216.

378.Müller M, Hernández MAG, Goossens GH, et al. Circulating but not faecal short-chain fatty acids are related to insulin sensitivity, lipolysis and GLP-1 concentrations in humans. *Sci Rep*. 2019;9(1):12515.

379.Freeland KR, Wolever TMS. Acute effects of intravenous and rectal acetate on glucagon-like peptide-1, peptide YY, ghrelin, adiponectin and tumour necrosis factor-alpha. *Br J Nutr.* 2010;103(3):460–6.

380.Bridges SR, Anderson JW, Deakins DA, Dillon DW, Wood CL. Oat bran increases serum acetate of hypercholesterolemic men. *Am J Clin Nutr.* 1992;56(2):455–9.

381.Hernández MAG, Canfora EE, Jocken JWE, Blaak EE. The short-chain fatty acid acetate in body weight control and insulin sensitivity. *Nutrients*. 2019;11(8):1943.

382.Ali Z, Wang Z, Amir RM, et al. Potential uses of vinegar as a medicine and related in vivo mechanisms. *Int J Vitam Nutr Res*. 2018;86(3–4):1–12.

383.Byrne CS, Chambers ES, Alhabeeb H, et al. Increased colonic propionate reduces anticipatory reward responses in the human striatum to high-energy foods. *Am J Clin Nutr*. 2016;104(1):5–14.

384.Smits MM, Holst JJ. Endogenous glucagon-like peptide (GLP)-1 as alternative for GLP-1 receptor agonists: could this work and how? *Diabetes Metab Res Rev*. 2023;39(8):e3699.

385.Chambers ES, Viardot A, Psichas A, et al. Effects of targeted delivery of propionate to the human colon on appetite regulation, body weight maintenance and adiposity in overweight adults. *Gut*. 2015;64(11):1744–54.

386.Piche T, des Varannes SB, Sacher-Huvelin S, Holst JJ, Cuber JC, Galmiche JP. Colonic fermentation influences lower esophageal sphincter function in gastroesophageal reflux disease. *Gastroenterology*. 2003;124(4):894–902.

387.Cani PD, Lecourt E, Dewulf EM, et al. Gut microbiota fermentation of prebiotics increases satietogenic and incretin gut peptide production with consequences for appetite sensation and glucose response after a meal. *Am J Clin Nutr.* 2009;90(5):1236–43.

388.Zeng Y, Wu Y, Zhang Q, Xiao X. Crosstalk between glucagon-like peptide 1 and gut microbiota in metabolic diseases. *mBio*. 2024;15(1):e0203223.

389.Kabisch S, Weickert MO, Pfeiffer AFH. The role of cereal soluble fiber in the beneficial modulation of glycometabolic gastrointestinal hormones. *Crit Rev Food Sci Nutr*. 2024;64(13):4331–47.

390.Karhunen LJ, Juvonen KR, Huotari A, Purhonen AK, Herzig KH. Effect of protein, fat, carbohydrate and fibre on gastrointestinal peptide release in humans. *Regul Pept*. 2008;149(1-3):70–8.

391.Akhlaghi M. The role of dietary fibers in regulating appetite, an overview of mechanisms and weight consequences. *Crit Rev Food Sci Nutr.* 2024;64(10):3139–50.

392.Kabisch S, Weickert MO, Pfeiffer AFH. The role of cereal soluble fiber in the beneficial modulation of glycometabolic gastrointestinal hormones. *Crit Rev Food Sci Nutr.* 2024;64(13):4331–47.

393.Santaliestra-Pasías AM, Garcia-Lacarte M, Rico MC, Aguilera CM, Moreno LA. Effect of two bakery products on short-term food intake and gut-hormones in young adults: a pilot study. *Int J Food Sci Nutr.* 2015;67(5):562–70.

394.Ye Z, Arumugam V, Haugabrooks E, Williamson P, Hendrich S. Soluble dietary fiber (Fibersol-2) decreased hunger and increased satiety hormones in humans when ingested with a meal. *Nutr Res*. 2015;35(5):393–400.

395.Santaliestra-Pasías AM, Garcia-Lacarte M, Rico MC, Aguilera CM, Moreno LA. Effect of two bakery products on short-term food intake and gut-hormones in young adults: a pilot study. *Int J Food Sci Nutr.* 2015;67(5):562–70.

396.Qin W, Ying W, Hamaker B, Zhang G. Slow digestion-oriented dietary strategy to sustain the secretion of GLP-1 for improved glucose homeostasis. *Compr Rev Food Sci Food Saf.* 2021;20(5):5173–96.

397.Angelini G, Russo S, Mingrone G. Incretin hormones, obesity and gut microbiota.

Peptides. 2024;178:171216.

398.Freeland KR, Wilson C, Wolever TMS. Adaptation of colonic fermentation and glucagon-like peptide-1 secretion with increased wheat fibre intake for 1 year in hyperinsulinaemic human subjects. *Br J Nutr.* 2010;103(1):82–90.

399.Hamaker BR, Cantu-Jungles TM. Discrete fiber structures dictate human gut bacteria outcomes. *Trends Endocrinol Metab*. 2020;31(11):803–5.

400.Toribio-Mateas M. Harnessing the power of microbiome assessment tools as part of neuroprotective nutrition and lifestyle medicine interventions. *Microorganisms.* 2018;6(2):35.

401.McKeown NM, Fahey GC, Slavin J, van der Kamp JW. Fibre intake for optimal health: how can healthcare professionals support people to reach dietary recommendations? *BMJ.* 2022;378:e054370.

402.McRorie J. Clinical data support that psyllium is not fermented in the gut. *Am J Gastroenterol.* 2013;108(9):1541.

403.Fibersol. Reliability you can count on. Accessed September 15, 2024.

404.Fibersol. Innovation=Fibersol® advantage. Accessed September 15, 2024.

405.Qin W, Ying W, Hamaker B, Zhang G. Slow digestion-oriented dietary strategy to sustain the secretion of GLP-1 for improved glucose homeostasis. *Compr Rev Food Sci Food Saf.* 2021;20(5):5173–96.

406.McCarty MF, DiNicolantonio JJ. Acarbose, lente carbohydrate, and prebiotics promote metabolic health and longevity by stimulating intestinal production of GLP-1. *Open Heart.* 2015;2(1):e000205.

407.Dalsgaard NB, Gasbjerg LS, Hansen LS, et al. The role of GLP-1 in the postprandial effects of acarbose in type 2 diabetes. *Eur J Endocrinol.* 2021;184(3):383–94.

408.Remde A, DeTurk SN, Almardini A, Steiner L, Wojda T. Plant-predominant eating patterns—how effective are they for treating obesity and related cardiometabolic health outcomes?—a systematic review. *Nutr Rev.* 2022;80(5):1094–104.

409.McCarty MF, DiNicolantonio JJ. Acarbose, lente carbohydrate, and prebiotics promote metabolic health and longevity by stimulating intestinal production of GLP-1. *Open Heart.* 2015;2(1):e000205.

410.Bajka BH, Pinto AM, Perez-Moral N, et al. Enhanced secretion of satiety-promoting gut hormones in healthy humans after consumption of white bread enriched with cellular chickpea flour: a randomized crossover study. *Am J Clin Nutr.* 2023;117(3):477–89.

411.Mollard RC, Luhovyy BL, Panahi S, Nunez M, Hanley A, Anderson GH. Regular consumption of pulses for 8 weeks reduces metabolic syndrome risk factors in overweight and obese adults. *Br J Nutr.* 2012;108 Suppl 1:S111–22.

412.Oliveira D, Nilsson A. Effects of dark-chocolate on appetite variables and glucose tolerance: a 4 week randomised crossover intervention in healthy middle aged subjects. *J Funct Foods*. 2017;37:390–9.

413.Juntunen KS, Niskanen LK, Liukkonen KH, Poutanen KS, Holst JJ, Mykkänen HM. Postprandial glucose, insulin, and incretin responses to grain products in healthy subjects. *Am J Clin Nutr*. 2002;75(2):254–62.

414.Mofidi A, Ferraro ZM, Stewart KA, et al. The acute impact of ingestion of sourdough and whole-grain breads on blood glucose, insulin, and incretins in overweight and obese men. *J Nutr Metab*. 2012;2012:184710.

415.Hassanzadeh-Rostami Z, Ghobadi S, Faghih S. Effects of whole grain intake on glucagon-like peptide 1 and glucose-dependent insulinotropic peptide: a systematic review and meta-analysis. *Nutr Rev*. 2023;81(4):384–96.

416.Willett WC. The dietary pyramid: does the foundation need repair? *Am J Clin Nutr.* 1998;68(2):218–9.

417.Nilsson AC, Ostman EM, Holst JJ, Björck IME. Including indigestible carbohydrates in the evening meal of healthy subjects improves glucose tolerance, lowers inflammatory markers, and increases satiety after a subsequent standardized breakfast. *J Nutr.* 2008;138(4):732–9.

418.Johansson EV, Nilsson AC, Östman EM, Björck IME. Effects of indigestible carbohydrates in barley on glucose metabolism, appetite and voluntary food intake over 16 h in healthy adults. *Nutr J*. 2013;12:46.

419.Nilsson AC, Johansson-Boll EV, Björck IME. Increased gut hormones and insulin sensitivity index following a 3-d intervention with a barley kernel-based product: a randomised cross-over study in healthy middle-aged subjects. *Br J Nutr.* 2015;114(6):899–907.

420.Sandberg JC, Björck IME, Nilsson AC. Rye-based evening meals favorably affected glucose regulation and appetite variables at the following breakfast: a randomized controlled study in healthy subjects. *PLoS One.* 2016;11(3):e0151985.

421.Rebello CJ, Greenway FL. Reward-induced eating: therapeutic approaches to addressing food cravings. *Adv Ther.* 2016;33(11):1853–66.

422.Erlanson-Albertsson C, Albertsson PÅ. The use of green leaf membranes to promote appetite control, suppress hedonic hunger and loose [sic] body weight. *Plant Foods Hum Nutr*. 2015;70(3):281–90.

423.Stenblom EL. Intestinal regulation of hunger and reward. *Studies with thylakoids.* Dissertation. Lund University: Faculty of Medicine; 2016.

424.Erlanson-Albertsson C, Albertsson PÅ. The use of green leaf membranes to promote appetite control, suppress hedonic hunger and loose [sic] body weight. *Plant Foods Hum Nutr*. 2015;70(3):281–90.

425.Stenblom EL, Montelius C, Östbring K, et al. Supplementation by thylakoids to a high carbohydrate meal decreases feelings of hunger, elevates CCK levels and prevents postprandial hypoglycaemia in overweight women. *Appetite*. 2013;68:118–23.

426.Rebello CJ, Chu J, Beyl R, Edwall D, Erlanson-Albertsson C, Greenway FL. Acute effects of a spinach extract rich in thylakoids on satiety: a randomized controlled crossover trial. *J Am Coll Nutr.* 2015;34(6):470–7.

427.Stenblom EL, Egecioglu E, Landin-Olsson M, Erlanson-Albertsson C. Consumption of thylakoid-rich spinach extract reduces hunger, increases satiety and reduces cravings for palatable food in overweight women. *Appetite*. 2015;91:209–19.

428.Gustafsson K, Asp NG, Hagander B, Nyman M. Satiety effects of spinach in mixed meals: comparison with other vegetables. Satiety effects of spinach in mixed meals: comparison with other vegetables. *Int J Food Sci Nutr.* 1995;46(4):327–34.

429.Amirinejad A, Heshmati J, Shidfar F. Effects of thylakoid intake on appetite and weight loss: a systematic review. *J Diabetes Metab Disord.* 2020;19(1):565–73.

430.Stenblom EL, Egecioglu E, Landin-Olsson M, Erlanson-Albertsson C. Consumption of thylakoid-rich spinach extract reduces hunger, increases satiety and reduces cravings for palatable food in overweight women. *Appetite.* 2015;91:209–19.

431.Erlanson-Albertsson C, Albertsson PÅ. The use of green leaf membranes to promote appetite control, suppress hedonic hunger and loose [sic] body weight. *Plant Foods Hum Nutr.* 2015;70(3):281–90.

432.Stenblom EL, Egecioglu E, Landin-Olsson M, Erlanson-Albertsson C. Consumption of thylakoid-rich spinach extract reduces hunger, increases satiety and reduces cravings for palatable food in overweight women. *Appetite.* 2015;91:209–19.

433.Montelius C, Erlandsson D, Vitija E, Stenblom EL, Egecioglu E, Erlanson-Albertsson C. Body weight loss, reduced urge for palatable food and increased release of GLP-1 through daily supplementation with green-plant membranes for three months in overweight women. *Appetite.* 2014;81:295–304.

434.Montelius C, Erlandsson D, Vitija E, Stenblom EL, Egecioglu E, Erlanson-Albertsson C. Body weight loss, reduced urge for palatable food and increased release of GLP-1 through daily supplementation with green-plant membranes for three months in overweight women. *Appetite*. 2014;81:295–304.

435.Stenblom ES, Montelius C, Erlandsson D, et al. Decreased urge for palatable food after a two month dietary intervention with green-plant membranes in overweight women. *J Obes Weight Loss Ther*. 2014;4:4.

436.EFSA Panel on Nutrition, Novel Foods and Food Allergens (NDA), Turck D, Bohn T, et al. Appethyl® and reduction of body weight: evaluation of a health claim pursuant to Article 13(5) of Regulation (Ec) No 1924/2006. *EFSA J.* 2023;21(10):e08239.

437.Pourteymour Fard Tabrizi F, Abbasalizad Farhangi M, Vaezi M, Hemmati S. Changes of body composition and circulating neopterin, omentin-1, and chemerin in response to thylakoid-rich spinach extract with a hypocaloric diet in obese women with polycystic ovary syndrome: a randomized controlled trial. *Phytother Res*. 2021;35(5):2594–606.

438.Stenblom EL, Montelius C, Östbring K, et al. Supplementation by thylakoids to a high carbohydrate meal decreases feelings of hunger, elevates CCK levels and prevents postprandial hypoglycaemia in overweight women. *Appetite*. 2013;68:118–23.

439.Erlanson-Albertsson C, Albertsson PÅ. The use of green leaf membranes to promote appetite control, suppress hedonic hunger and loose [sic] body weight. *Plant Foods Hum Nutr.* 2015;70(3):281–90.

440.Pourteymour Fard Tabrizi F, Abbasalizad Farhangi M. A systematic review of the potential effects of thylakoids in the management of obesity and its related issues. *Food Rev Int.* 2021;37(5):469–90.

441.Pourteymour Fard Tabrizi F, Abbasalizad Farhangi M. A systematic review of the potential effects of thylakoids in the management of obesity and its related issues. *Food Rev Int.* 2021;37(5):469–90.

442.Rebello CJ, O'Neil CE, Greenway FL. Gut fat signaling and appetite control with special emphasis on the effect of thylakoids from spinach on eating behavior. *Int J Obes (Lond).* 2015;39(12):1679–88.

443.Erlanson-Albertsson C, Albertsson PÅ. The use of green leaf membranes to promote appetite control, suppress hedonic hunger and loose [sic] body weight. *Plant Foods Hum Nutr.* 2015;70(3):281–90.

444.Östbring K, Rayner M, Sjöholm I, et al. The effect of heat treatment of thylakoids on their ability to inhibit in vitro lipase/co-lipase activity. *Food Funct*. 2014;5(9):2157–65.

445.Estebaranz F, Galbany J, Martínez L, Turbón D, Pérez-Pérez A. Buccal dental microwear analyses support greater specialization in consumption of hard foodstuffs for Australopithecus anamensis. *J Anthropol Sci.* 2012;90:163–85.

446.Roberts JL, Moreau R. Functional properties of spinach (Spinacia oleracea L.) phytochemicals and bioactives. *Food Funct*. 2016;7(8):3337–53.

447.Gertsch J. The metabolic plant feedback hypothesis: how plant secondary metabolites nonspecifically impact human health. *Planta Med.* 2016;82(11–12):920–9.

448.Östbring K, Sjöholm I, Sörenson H, Ekholm A, Erlanson-Albertsson C, Rayner M. Characteristics and functionality of appetite-reducing thylakoid powders produced by three different drying processes. *J Sci Food Agric.* 2018;98(4):1554–65.

449.Lewis KH, Moore JB, Ard JD. Game changers: do new medications make lifestyle-based treatment of obesity obsolete? *Obesity (Silver Spring).* 2024;32(2):237–9.

450.Mozaffarian D. GLP-1 agonists for obesity—a new recipe for success? *JAMA.* 2024;331(12):1007–8.

451.60 Minutes Overtime. S55 E16: Doctors explain how Wegovy and Ozempic work. Paramount. Aired January 1, 2023. Accessed September 15, 2025.

452.Lexchin J, Mintzes B. Semaglutide: a new drug for the treatment of obesity. *Drug Ther Bull*. 2023;61(12):182–8.

453.Lexchin J, Mintzes B. Semaglutide: a new drug for the treatment of obesity. *Drug Ther Bull.* 2023;61(12):182–8.

454.Wilding JPH, Mooney V, Pile R. Should obesity be recognised as a disease? *BMJ.*

Published online July 17, 2019:l4258.

455.Swinburn BA, Sacks G, Hall KD, et al. The global obesity pandemic: shaped by global drivers and local environments. *Lancet.* 2011;378(9793):804–14.

456.Rodgers A, Woodward A, Swinburn B, Dietz WH. Prevalence trends tell us what did not precipitate the US obesity epidemic. *Lancet Public Health.* 2018;3(4):e162–3.

457.Cohen DA. Neurophysiological pathways to obesity: below awareness and beyond individual control. *Diabetes.* 2008;57(7):1768–73.

458.Rodgers A, Woodward A, Swinburn B, Dietz WH. Prevalence trends tell us what did not precipitate the US obesity epidemic. *Lancet Public Health.* 2018;3(4):e162–3.

459.Swinburn BA, Sacks G, Hall KD, et al. The global obesity pandemic: shaped by global drivers and local environments. *Lancet.* 2011;378(9793):804–14.

460.Waynforth D. Evolution, obesity, and why children so often choose the unhealthy eating option. *Med Hypotheses.* 2010;74(5):934–6.

461.Rutter H. Where next for obesity? *Lancet.* 2011;378(9793):746–7.

462.Rutter H. Where next for obesity? *Lancet.* 2011;378(9793):746–7.

463.Fryar CD, Carroll MD, Afful J. Prevalence of overweight, obesity, and severe obesity among adults aged 20 and over: United States, 1960–1962 through 2017–2018. National Center for Health Statistics. CDC.gov. January 29, 2021. Accessed September 15, 2024.

464.Egger G, Swinburn B. An "ecological" approach to the obesity pandemic. *BMJ.* 1997;315(7106):477–80.

465.Dowsett GKC, Yeo GSH. Are GLP-1R agonists the long-sought-after panacea for obesity? *Trends Mol Med*. 2023;29(10):777–9.

466.Klitzman R, Greenberg H. Anti-obesity medications: ethical, policy, and public health concerns. *Hastings Cent Rep*. 2024;54(3):6–10.

467.McCartney M. Semaglutide: should the media slim down its enthusiasm? *BMJ*. 2023;380:624.

468.Battle EK, Brownell KD. Confronting a rising tide of eating disorders and obesity: treatment vs. prevention and policy. *Addict Behav.* 1996;21(6):755–65.

469.Osmick MJ, Wilson M. Social determinants of health—relevant history, a call to action, an organization's transformational story, and what can employers do? *Am J Health Promot.* 2020;34(2):219–24.

470.About CDC. Social determinants of health (SDOH). CDC.gov. January 17, 2024. Accessed September 15, 2024.

471.Chetty R, Stepner M, Abraham S, et al. The association between income and life expectancy in the United States, 2001-2014. *JAMA*. 2016;315(16):1750–66.

472.West R, Marteau T. Commentary on Casswell (2013): the commercial determinants of health. *Addiction*. 2013;108(4):686–87.

473.Millar JS. The corporate determinants of health: how big business affects our health, and